国家出版基金项目
NATIONAL PUBLICATION FOUNDATION

平乐正骨系列丛书

总主编 郭艳幸 杜天信

白 颖 郭珈宜 郭艳锦 主编

平乐正骨史话

18

PINGLE GUO'S
ORTHOPAEDIC

中国中医药出版社
·北京·

图书在版编目（CIP）数据

平乐正骨史话 / 白颖，郭珈宜，郭艳锦主编 .—北京：中国中医药出版社，
2018.12

（平乐正骨系列丛书）

ISBN 978 – 7 – 5132 – 4953 – 9

Ⅰ.①平…　Ⅱ.①白…②郭…③郭…　Ⅲ.①正骨疗法—医学史

Ⅳ.① R274.2–092

中国版本图书馆 CIP 数据核字（2018）第 090367 号

中国中医药出版社出版

北京市朝阳区北三环东路 28 号易亨大厦 16 层

邮政编码　100013

传真　010–64405750

保定市中画美凯印刷有限公司印刷

各地新华书店经销

开本 787×1092　1/16　印张 11.5　字数 202 千字

2018 年 12 月第 1 版　2018 年 12 月第 1 次印刷

书号　ISBN 978 – 7 – 5132 – 4953 – 9

定价　69.00 元

网址　www.cptcm.com

社 长 热 线　010–64405720

购 书 热 线　010–89535836

维 权 打 假　010–64405753

微信服务号　zgzyycbs

微商城网址　https://kdt.im/LIdUGr

官 方 微 博　http://e.weibo.com/cptcm

天猫旗舰店网址　https://zgzyycbs.tmall.com

如有印装质量问题请与本社出版部联系（010–64405510）

《平乐正骨系列丛书》编委会

《平乐正骨史话》编委会

正骨医学瑰宝　造福社会民生（陈序）

　　平乐郭氏正骨，享誉海内外，是我国中医正骨学科的光辉榜样，救治了大量骨伤患者，功德无量，是我国中医药界的骄傲。追溯平乐正骨脉络，实源于清代嘉庆年间，世代相传，医术精湛，医德高尚，励学育人，服务社会，迄今已有220余年历史。中华人民共和国成立以后，平乐正骨第五代传人高云峰先生将其家传秘方及医理技术传于天下，著书立说，服务民众。在先生的引领下，1958年创建河南省平乐正骨学院，打破以往中医骨伤靠门内传授之模式，中医骨伤医疗技术首次作为一门学科进入大学及科学研究部门之殿堂，学子遍布祖国各地，形成平乐正骨系统科学理论与实践体系，在推动中医骨伤学科的传承与发展方面做出了重大的贡献。以平乐正骨第六代传人、著名骨伤科专家郭维淮教授为代表的平乐正骨人，更是不断创新、发展和完善，使"平乐正骨"进一步成为以理论架构完整、学术内涵丰富、诊疗经验独特、治疗效果显著等为优势的中医骨伤科重要的学术流派，确立其在中医骨伤科界的重要学术地位。由于平乐郭氏正骨的历史性贡献与影响，"平乐郭氏正骨法"于2008年6月被国务院列入国家第一批非物质文化遗产保护名录；2012年，"平乐郭氏正骨流派"被国家中医药管理局批准为国家第一批中医学术流派传承工作室建设单位。

　　《平乐正骨系列丛书》从介绍平乐正骨的历史渊源、流派传承等发展经历入手，分别论述了平乐正骨理论体系、学术思想、学术特色及诊疗特色，包括伤科"七原则""六方法"，平乐正骨固定法、药物疗法、功能锻炼法等。此外，还生动论述了平乐正骨防治结合的养骨法、药膳法，以及平衡思想等新理念、新思路和新方法，囊括了平乐正骨骨伤科疾病护理法及诊疗规范，自成一体，独具特色。从传统的平乐正骨治伤经典入手，由点及面，把平乐正骨的预防规范、诊疗规范、护理规范、康复规范等立体而全面地呈献给社会，极具实用性及科学性。该书集我国著名的骨伤科学术流派——平乐正骨之大成，临床资料翔实、丰富、可靠，汇聚了几代平乐正骨人的心血，弥足珍贵。

该书系从预防入手，防治结合，宗气血之总纲，守平衡之大法，一些可贵的理论或理念第一次呈献给大家，进一步丰富、发展了平乐正骨理论体系，集理、法、方、药于一体，具有较强的系统性、创新性、实用性和科学性，丰富和完善了中医骨伤疾病诊疗体系，体现了平乐正骨中西并重、兼收并蓄、与时俱进的时代性和先进性。该书既可供同行参考学习，寓教于学，也可作为本学科的优秀教材。

随着世界医学的发展、人类疾病谱的变化，以及医学科学技术的进步，人们更加关注心理因素和社会因素对于疾病的影响，更加关注单纯医疗模式向"医疗、保健、预防"综合服务模式的转变。在为人民健康服务的过程中，平乐正骨始终坚持以患者需求为本，疗效为先，紧紧围绕健康需求，不断探索、创新与发展。今天，以杜天信院长及平乐正骨第七代传人郭艳幸教授为代表的平乐正骨人，秉承慎、廉、诚之医道医德，弘扬严谨勤勉之学风，继承发扬，严谨求实，博采众长，大胆创新，在总结、继承、更新以往学术理论和临床经验的基础上，对平乐正骨进行了更深层次的挖掘、创新，使得平乐正骨从理论到实践都进一步取得了重大突破。

纵观此系列丛书，内涵丰富，结构严谨，重点突出，实用性强，体现了"古为今用，西为中用"和中医药学辨证论治的特点，可以为中医骨伤科学提供重要文献，为临床医师提供骨伤科临床诊疗技术操作指南，为管理部门提供医疗质量管理的范例与方法，为从业者提供理论参考标准和规范，为人民大众提供防治疾病与养生的重要指导。

我深信此套丛书的出版，必将对中医骨伤科学乃至中医药学整体学术的继承与发展，做出新的贡献，是以为序。

陈可冀

中国科学院资深院士

中国中医科学院首席研究员

2018 年元月于北京西苑

继往开来绽新花（韦序）

受平乐郭氏正骨第 7 代传人、国家级非物质文化遗产项目中医正骨疗法（平乐郭氏正骨法）代表性传承人郭艳幸主任医师之邀，为其及杜天信教授为总主编的《平乐正骨系列丛书》做序，不由得使我想到了我的母校——河南平乐正骨学院，如果不是受三年自然灾害影响，今年就是她的"花甲之年"。

1955 年冬天，平乐郭氏正骨第 5 代传人高云峰先生到北京参加全国政协会议，当毛泽东主席见到高云峰时，指着自己的胳膊向她说："就是这里折了，你能接起来吗？现在公开了，要好好培养徒弟，好好为人民服务！"毛主席的教导，给予高云峰先生多么大的鼓舞啊。她回到洛阳孟津平乐家中，不久就参加了工作，立下了要带好徒弟，使祖传平乐郭氏正骨技术惠及更多患者的决心。

在党和政府的关怀、支持下，于 1956 年 9 月成立了河南省平乐正骨医院（河南省洛阳正骨医院的前身），这是我国最早的一家中医骨伤专科医院，高云峰先生为首任院长。平乐郭氏正骨也因其技术优势与特色在全国产生了巨大影响，《河南日报》《健康报》《人民日报》为此做了相继报道，平乐郭氏正骨医术被誉为祖国医学宝库中的珍珠（见 1959 年 10 月 17 日《健康报》）。

1958 年，为进一步满足广大人民群众对医疗保健事业日益增长的需求，把中医正骨医术提高到新的水平，经国家教育部和河南省政府有关部门批准，在平乐正骨医院的基础上，由高云峰先生主持成立了我的母校河南平乐正骨学院——全国第一所中医骨科大学，高云峰先生任院长。平乐正骨学院的成立，开辟了中医骨伤现代教育的先河，为中医骨伤科掀开了光辉灿烂的历史篇章，使中医骨伤由专有技术步入了科学的殿堂。高云峰先生是我国中医骨伤高等教育当之无愧的开拓者和奠基人。新中国成立后，中医骨伤的骨干力量由此源源不断地输送到祖国各地，成为各省公立医院骨伤科或学院骨伤系的创始人及学术带头人。因此，河南平乐正骨学院被学术界誉为中医骨伤的"黄埔军校"。同时，在学术界还有"平乐正骨半天下"的美誉。

　　1960 年 9 月上旬，我第一次乘火车，在经过两天两夜的旅程后，来到了位于洛阳市白马寺附近的河南平乐正骨学院，被分在本科甲二班，这个班虽然仅有 19 名学生，却是来自国内 14 个省、市、自治区的考生或保送生。日月如梭，50 多年前的那段珍贵的经历令我终生难忘，我带着中医骨伤事业的梦想从平乐正骨学院启航，直到如今荣获"国医大师"殊荣。

　　经过几代平乐正骨人的不懈努力，平乐正骨弟子遍及海内外，在世界各地生根、发芽、开花、结果，为无数患者带来福祉。如今的平乐正骨流派已成为枝繁叶茂的全国最大最具影响力的学术流派之一，河南省洛阳正骨医院也已成为一所集医疗、教学、科研、产业、康复、文化于一体的具有 3000 多张床位的三级甲等省级中医骨伤专科医院。站在新时代的起点，发展和创新平乐正骨、恢复高等教育是新一代平乐正骨人的肩负使命，也是我和其他获得平乐郭氏正骨"阳光雨露"者的梦想和愿望。

　　《平乐正骨系列丛书》共约 700 余万字，含 18 个分册，包含《平乐正骨发展简史》《平乐正骨史话》《平乐正骨基础理论》《平乐正骨平衡学》《平乐正骨常见病诊疗规范》《平乐正骨诊断学》《平乐正骨影像学》《平乐正骨骨伤学》《平乐正骨筋伤学》《平乐正骨骨病学》《平乐正骨手法学》《平乐正骨外固定法》《平乐正骨药物治疗学》《平乐正骨养骨学》《平乐正骨康复药膳》《平乐正骨康复法》《平乐正骨护理法》《平乐正骨骨伤常见疾病健康教育》等，是对 220 余年平乐正骨发展成果与临床经验的客观总结，具有鲜明的科学性、时代性和实用性。此套丛书图文并茂，特色突出，从平乐正骨学术思想到临床应用等，具体翔实地介绍了平乐正骨的诊疗方法和诊疗特色。平乐正骨有高等院校教育的过去和今天的辉煌，将来也必然能使这段光荣的历史发扬光大，结出累累硕果。《平乐正骨系列丛书》是中医骨伤从业者难得的一套好书，也是中医骨伤教学的好书，特别适用于高等医药院校各层次的本科生、研究生阅读。

　　特为此序！

韦贵康

国医大师

世界手法医学联合会主席

广西中医药大学终身教授

2018 年 6 月

百年正骨　承古拓新（孙序）

在河洛文化的发祥地、十三朝古都洛阳，这块有着厚重历史文化底蕴的沃土上，孕育成长着一株杏林奇葩，这就是有着 220 余年历史、享誉中外的平乐郭氏正骨。自郭祥泰于清嘉庆元年（1796）在平乐村创立平乐正骨以来，其后人秉承祖训，致力于家学的发展与创新，医术名闻一方。1956 年，平乐正骨第五代传人高云峰女士，在毛泽东主席的亲切勉励下，带领众弟子创办了洛阳专区正骨医院，1958 年创建平乐正骨学院，1959 年创建平乐正骨研究所，并自制药物为广大患者服务，使平乐正骨于 20 世纪 50 年代末即实现了医、教、研、产一体化，学子遍及华夏及亚、欧、美洲等地区和国家，成为当地学科的带头人和骨干力量，平乐正骨医术随之载誉国内外，实现了由医家向中医著名学术流派的完美转型。平乐郭氏正骨第六代传人郭维淮，作为首届国家级非物质文化遗产传承人，带领平乐正骨人，将平乐郭氏正骨传统医术与现代科学技术结合，走创新发展之路，使平乐郭氏正骨以特色鲜明、内涵丰富、理论系统、疗效独特等为优势，为"平乐正骨"理论体系的形成奠定了坚实的基础，为中医骨伤科学的发展做出了重要贡献。

《平乐正骨系列丛书》全面介绍了国家非物质文化遗产——平乐郭氏正骨的内容，全方位展现了平乐正骨的学术思想和特色。丛书包含 18 个分册，从介绍平乐正骨的历史渊源、流派传承等情况入手，分别论述了平乐正骨学术思想、学术特色、理论体系及诊疗特色，尤其是近年理论与方法的创新，如"平衡思想""七原则""六方法"等。丛书集 220 余年平乐正骨学术之精华，除骨伤、骨病、筋伤等诊疗系列外，还涵盖了平乐正骨发展史、基础理论、平衡学、正骨手法、固定法、康复法、护理法等，尤其是体现平乐郭氏正骨防治结合思想的养骨法、药膳法和健康教育等，具有鲜明的时代特点，符合现代医学的预防－医学－社会－心理之新医学模式，为广大患者带来了福音。

统观此丛书，博涉知病、多诊识脉、屡用达药，继承我国传统中医骨伤科学之精华，结合现代医学之先进理念，承古拓新，内容丰富，实用性强，对骨伤医生及研究者有很好的指导作用。全书自成一体，独具特色，是一套难能可贵的好书。

《平乐正骨系列丛书》由洛阳正骨医院、郑州骨科医院、深圳平乐骨伤科医院等平乐正骨主要基地的百余名专家共同撰著，参编专家均为长期工作在医、教、研一线，临床经验丰富的平乐正骨人；临床资料翔实、丰富、可靠，汇聚了几代平乐正骨人的心血，弥足珍贵。

叹正骨医术之精妙，殊未逊于西人，虽器械之用未备，而手法四诊之法既精，则亦足以赅括之矣。愿此书泽被百姓，惠及后世。

中华中医药学会副会长

中华中医药学会骨伤专业委员会主任委员

中国中医科学院首席专家

2018 年 3 月

施 序

"平乐正骨"是我国中医骨伤学科著名流派之一，被列为国家级非物质文化遗产，发祥于我国河南省洛阳市孟津县平乐村，先祖郭祥泰自清代创始迄今已历七代，相传220余年，被民众誉为"大国医""神医"，翘楚中华，饮誉海内外。中医药学是一个伟大宝库，积聚了历代医家深邃的创新智慧、理论发明和丰富的临证经验。在如此灿若星河的中医药发展历史画卷中，"平乐正骨"俨然是一颗熠熠生辉的明珠。"洛阳春色擅中州，檀晕鞓红总胜流。"近220余年来，西学东进，加之列强欺凌，包括中医药在内的我国优秀民族传统文化屡遭打压。然而，"平乐正骨"面对腥风血雨依然挺立，诚为奇葩。我国中医骨伤同道在引以为傲的同时每每发之深省，激励今日之前行。

"平乐正骨"自先祖郭祥泰始，后经郭树楷、郭树信相传不辍，代有建树，遂形成"人和堂""益元堂"两大支系。郭氏家族素以"大医精诚"自励，崇尚"医乃仁术"之宗旨，坚持德高济世、术优惠民为己任之价值取向和行为规范，弘扬"咬定青山不放松，立根原在破岩中。千磨万击还坚劲，任尔东西南北风"的创业精神，起废除伤、病愈膏肓、妙手回春等众多轶事传闻誉溢乡里域外，不绝于耳。"平乐正骨"植根民众，形成"南星""北斗"之盛况经久不衰。中华人民共和国成立后的60多年来，在中国共产党的中医政策指引下，更是蓬勃发展。在第五代传人高云峰女士和第六代传人郭维淮教授的推进下日臻完善，先后建立了公立洛阳正骨医院、平乐正骨学院、河南省平乐正骨研究所。河南省洛阳正骨医院以三级甲等医院的规模和医疗品质，每年吸引省内外乃至海外数以百万计的骨伤患者，为提升医院综合服务能力，他们积极开展中西医结合诊疗建设，不断扩大中医骨伤治疗范围和疗效水平。平乐正骨学院及以后的培训班为国家培育了数千名优秀骨伤高级人才，时至今日，他们中的大多数已成为我国中医骨伤科事业的学科带头人、领军人才或著名学者。改革开放以来，在总结临床经验的同时，引入现代科技和研究方法，河南省洛阳正骨研究所获得多项省和国家重大项目资助，也获得多项省和国家科技奖项，在诸多方面为我国当代中医骨伤事业发展做出了重大贡献，河南省洛阳正骨医院也被国家列为部级重点专科和全国四大基地之一。"天行健，君子以自强不息"，郭氏门人始终在逆境中搏击，在成功中开拓。以"平乐正骨"为品牌的洛阳正骨医院，在高云峰等历届院长的带领下，成功地将"平乐正骨"由民间医术转向中医现代化的诊疗体系，由传统医技转向科技创新的高端平台，由单纯口授身传的师承育人模式转向现代学校教育制度的我国高等中医骨伤人才培养的摇篮，从而实现了难能可贵的历史跨越。中医药事业的发展应以"机构建设为基础，人才培养为关键，学术发展为根本，科学管理为保障"，这是 20 世纪 80 年代国家中医药管理局向全国提出的指导方针，河南省洛阳正骨医院的实践和成功无疑证实了其正确性，而且是一个先进的范例。

牡丹为我国特产名贵花卉，唐盛于长安，至宋已有"洛阳牡丹甲天下"之说，世颂为"花王"。刘禹锡《赏牡丹》诗曰："庭前芍药妖无格，池上芙蕖净少情。唯有牡丹真国色，花开时节动京城。""平乐正骨"正是我国中医药百花园中一株盛开不衰的灿烂花朵，谨借此诗为之欢呼！

继承创新是中医药事业振兴的永恒主题。在流派的整理与传承中，继承是前提、是基础。"平乐正骨"以光辉灿烂的传统文化为底蕴，有着丰富的学术内涵和独具特色的临证经验。其崇尚"平衡为纲，整体辨证，筋骨并重，内外兼治，动静互补"的学术思想，不仅是数代郭氏传人的经验总结，而且也充分反映了其哲学智慧，从整体上阐明了中医药特色优势在"平乐正骨"防治疾病中的运用。整体辨证是中医学的基本观点，强调人与自然的统一，人自身也是一个统一的整体。中医学理论体系的形成渊薮于中国古典哲学，现代意义上的"自然"来自拉丁语 Nature（被生育、被创造者），最初含义是指独立存在，是一种本能地在事物中起作用的力量。中国文人的自然观远在春秋时期即已形成，闪烁着哲学睿智。《道德经》曰："人法地，地法天，天法道，道法自然。"后人阮籍曰："道即自然。"《老子》还强调"柔弱胜刚强""天下莫柔弱于水，而攻坚强者莫之能胜，以其无以易之。弱之胜强，柔之胜刚，天下莫不知，莫能行"。相传出于孔子之手的《周易大传》提出刚柔的全面观点，认为"刚柔者，昼夜之象也""君子知微知彰，知柔知刚，万夫之望""刚柔相推而生变化""一阴一阳之谓道"。《素问·阴阳应象大论》进一步明确提出："阴阳者，天地之道也；万物之纲纪，变化之父母，生杀之本始，神明之府也。"天人相应的理念，加之四诊八纲观察分析疾病的中医学独有方法，不仅使整体辨证有可能实施，而且彰显了其优势。"平乐正骨"将这些深厚的哲理与骨伤临床结合，充分显示其文化底蕴和中医学的理论造诣。"骨为干，肉为墙"，无论从生理或病理角度，中医学总是将筋骨密切联系，宗筋束骨，在运动中筋骨是一个统一的整体，只有在动静力平衡的状态下才能达到最佳功能。"肝主筋""肾主骨""脾主肌肉"，"平乐正骨"提出的"筋骨并重，内外兼治"正是其学术思想的灵活应用。在我看来，"动静互补"比"动静结合"有着更显明的理论特征和实用价值。在骨伤疾病的防治中，动和静各有其正面和负面的作用，因而要发挥各自的正能量以避免消极影响，这样便需要以互补为目的形成两相结合的科学方法，如果违背了这一目的，动和静失去量的限制，结合仅是一种形式，甚至不利于损伤的修复。科学的思维，其延续往往不受光阴的限制，甚至有异曲同工之妙。现代研究证实，骨膜中的骨祖细胞对骨折愈合起着重要作用，肌肉是仅次于骨膜最接近骨表面的软组织，适当的肌肉收缩应力可以促进骨的发育和损伤愈合，肌肉中的丰富血管为骨提供了营养供应，肌肉的异常（包括功能异常）也会影响骨量和骨质。临床研究表明，即使不剥离骨膜，肌肉横断损伤也会延迟骨折愈合。因此，除骨膜和骨髓间充质的干细胞外，肌肉成为影响骨折愈合的又一重要组织，其中肌肉微环境的改变则是研究的重要方面。220 多年前的"平乐正骨"已在实践中体现了这种思维，并探索其规律。

基于上述的理论和实践，"平乐正骨"形成了一整套独具特色的诊疗方法，包括手法、内外药物治疗、练功导引等，将骨伤疾病的防治、康复、养生一体化。早在 20 世纪 50 年代，高云峰、郭维淮等前辈已将众多家传秘方和技术公诸于世。"平乐正骨"手到病除的技艺来自于郭氏历代传人的精心研究和积累，也与其注重学术交流、博采众长密切相关。"平乐正骨"的发源地也是少林寺伤科的发祥地。相传北魏孝文帝（495）时，少林寺始建于河南登封市北少室山五乳峰下。印度佛教徒菩提达摩曾在该寺面壁 9 年，传有"达摩十八手""心意拳"等。隋末少林寺僧助秦王李世民有功受封，寺院得到发展，逐渐形成与武术相结合的伤科技法，称为"少林寺武术伤科"，在唐代军营中推广应用，少林寺秘传内外损伤方亦得以流传。作为文化渊源，对"平乐正骨"不无影响。

洛阳之称首见于《战国策·苏秦以连横说秦》。早在距今六七千年前，该地区已发展到母系氏族繁荣阶段，著名的仰韶文化即发现于此。自周以来相继千年，成为中原地区历史上重要的政治、文化、经济、商贸、科技中心。在我国历史上有着重要地位的大批经典名著、科技发明多发迹于此。如《说文解字》《汉书》《白虎通义》《三国志》《博物志》《水经注》《新唐书》《资治通鉴》，以及"蔡侯纸""龙门石窟""唐三彩"等均为光灿千古之遗存。此外，如"建安七子"、三曹父子、"竹林七贤"、"金谷二十四友"、李白杜甫相会、程氏兄弟理学宣讲,以及白居易以香山居士自号,晚年居洛城18年等群贤毕至、人才荟萃。唐·卢照邻曾曰:"洛阳富才雄。"北宋·司马光有诗曰:"若问古今兴废事,请君只看洛阳城。"在如此人文资源丰富的地域诞生"德才兼高、方技超群"的"平乐正骨"应是历史的必然。以"平乐正骨"第七代传人杜天信教授、郭艳幸教授为首的团队肩负历史责任和时代使命,率领河南省洛阳正骨医院和河南省正骨研究院,在继承、创新、现代化、国际化的大道上快速发展,为我国中医骨伤学科建设和全面拓展提供了宝贵经验,做出了重大贡献,他们不负众望,成为"平乐正骨"的后继者、兴旺的新一代。汇积多年经验,经过认真谋划,杜天信教授、郭艳幸教授主编的《平乐正骨系列丛书》共18册即将出版,该套书图文并茂,洋洋大观,可敬可贺。当年西晋大文豪左思移居洛阳,筹构10年,遂著《三都赋》而轰动京城,转相录抄以致难觅一纸,遂有"洛阳纸贵"之典故脍炙人口,千年相传。本书问世,亦当赞誉有加,再现"洛阳纸贵",为世人目睹"平乐正骨"百年光彩而呈献宝鉴。

不揣才疏,斯为序。

中医药高校教学名师

上海中医药大学脊柱病研究所名誉所长、终身教授

中华中医药学会骨伤分会名誉主任委员

乙未夏月

总前言

发源于河洛大地的平乐郭氏正骨医术是中医药学伟大宝库中的一颗明珠，起源于1796年，经过220余年的发展，平乐正骨以其特色鲜明、内涵丰富、理论系统、疗效独特、技术领先的优势及其所秉承的"医者父母心"的医德、医风，受到海内外学术界的广泛关注，并成为国内业界所公认的骨伤科重要学术流派。2008年6月，平乐郭氏正骨法被载入国务院公布的第二批国家级非物质文化遗产名录和第一批国家级非物质文化遗产扩展项目名录。平乐正骨理论体系完整，并随着时代进步和科学发展而不断丰富，其整体性体现在理、法、方、药各具特色，诊、疗、养、护自成体系等方面。但从时代发展和科学进步的角度看，平乐正骨理论一方面需要系统总结与提炼，进一步规范化、系统化，删繁就简；另一方面需要创新与发展，突出其实用性及科学性。在国家大力倡导发展中医药事业的背景下，总结和全面展示平乐正骨这一宝贵的非物质文化遗产，使其造福更多患者，《平乐正骨系列丛书》应运而生。

发掘与继承、发展与创新是平乐正骨理论的显著特征。平乐正骨在中医及中西医结合治疗骨伤科疑难疾患方面，形成了自己的学术特色。其学术特征主要表现为"平衡为纲、整体辨证、筋骨并重、内外兼治、动静互补、防治结合、医患合作"七原则和"诊断方法、治伤手法、固定方法、药物疗法、功能疗法、养骨方法"六方法及"破瘀、活血、补气"等用药原则。这些原则和方法是平乐正骨的"法"和"纲"，指导着平乐正骨的临床研究与实践，为众多患者解除了痛苦。在不断传承发展过程中，平乐正骨理论体系更加系统、完善。

在新的医学模式背景下，平乐正骨的传承者重视生物、心理、社会因素对人体健康和疾病的综合作用和影响，从生物学和社会学多方面来理解人的生命，认识人的健康和疾病，探寻健康与疾病及其相互转化的机制，以及预防、诊断、治疗、康复的方法。作者结合中医养生理论及祖国传统文化，审视现代人生活、疾病变化特点，根据人类生、长、壮、老、已的规律，探索人类健康与疾病的本质，不断提高平乐正骨对筋骨系统的健康与疾病及其预防和治疗的理性认识水平，提出了平乐正骨的平衡思想，并将平乐正骨原"三原则""四方法"承扬和发展为"七原则""六方法"，形成了平乐正骨理论体系的基本构架。

作为平乐正骨医术的传承主体，河南省洛阳正骨医院（河南省骨科医院）及平乐正骨的传承者在挖掘、继承、创新平乐郭氏正骨医术的基础上，采取临床研究与基础研究相结合的方法，通过挖掘、创新平乐正骨医术及理论，并对现有临床实践及科学技术进行提炼总结、研究汇总，整理成《平乐正骨系列丛书》，包含 18 个分册，全面介绍国家级非物质文化遗产——平乐郭氏正骨法的内容，全方位展现平乐正骨的学术思想、学术特色，集中体现平乐正骨的学术价值及其研究进展，集 220 余年尤其是近 70 年的理论与实践研究之精粹，以期更好地造福众患，提携后学，为骨伤学科的发展及现代化尽绵薄之力。

最后，感谢为平乐正骨医术做出巨大贡献的老一辈平乐正骨专家！感谢为平乐正骨医术的创新和发展努力工作的传承者！感谢一直以来关注和支持平乐正骨事业发展的各级领导和学术界朋友！感谢丛书撰稿者多年来的辛勤耕耘！同时也恳请各界同仁对本丛书中的不足给予批评指正。再次感谢！

《平乐正骨系列丛书》编委会

2017 年 12 月 18 日

主编简介

白颖 男，出生于 1961 年 11 月，本科学历，毕业于中央党校经济管理专业，现任河南省洛阳正骨医院河南省骨科医院党委副书记。1982 ～ 1988 年，在河南省卢氏县委宣传部工作；1988 年至今，在河南省洛阳正骨医院河南省骨科医院工作，先后担任医院团委书记、监察室主任、党委办公室主任、工会主席及医院党委副书记等职务。

学术成就及主要论著：目前担任国家医院管理协会医院文化委员会常务委员、河南省医院管理协会医院后勤专业委员会副主任委员、河南省中医药协会医院文化专业委员会副主任委员。2007 年，"中医骨伤病证诊疗规范与计算机监控系统的开发应用研究"荣获中华中医药学会科学技术奖二等奖；2011 年，"洛阳正骨品牌建设的探讨与实践"荣获"中国医院协会医院科技创新奖"三等奖；先后主编《洛阳正骨传奇》、《中医昆仑——郭维淮》等书籍二十余本；在荣获国家第十一届精神文明建设"五个一"工程奖的电视剧《大国医》中担任监制；在河南省委宣传部拍摄的《郭维淮大夫》电视剧中任副制片人；先后组织拍摄微电影《缘来是你》、宣传片《正骨奇葩》、《大医精诚——郭维淮》等 5 部；2006 ～ 2008 年，组织申报"洛阳正骨"为省级、国家级非物质文化遗产；2010 年，组织申报医院注册商标"平乐正骨"为第二批"中华老字号"；开发出平乐郭氏正骨大益普洱茶、竹简、笔筒等系列文化产品；发表医院管理及文化建设方面的论文十余篇；先后多次在国内大型学术交流中就医院文化建设方面的先进经验和做法进行典型发言。

郭珈宜 女，医学硕士，副主任医师，副教授，硕士生导师，平乐郭氏正骨第八代传人，全国老中医药专家学术经验继承人，洛阳非物质文化遗产"洛阳正骨（平乐郭氏正骨）"代表性传承人，现任河南省洛阳正骨医院（河南省骨科医院）骨关节病非手术疗法研究治疗治疗中心（骨关节病研究所）主任，平乐正骨研究室主任，中华中医药学会骨伤科分会委员，中国中西医结合学会委员，中华中医药学会亚健康分会常委，世界手法医学联合会副秘书长等职。从事中医骨伤教学、科研、临床、管理工作

20 余年，临床经验丰富，擅长运用平乐正骨理法方药诊治骨伤科疑难杂症，在国内外各级杂志上发表学术论文数十余篇，著书 4 部，获得地厅级以上科技成果奖 8 项，国家发明专利 1 项，实用新型专利 7 项，主持及参与厅级以上科研项目 8 项。

郭艳锦　女，1949 年 11 月生，平乐郭氏正骨第七代传人。1971 年从事中医骨伤专业，1989 年毕业于河南中医学院。1997 年被国家人事部、国家卫生部、国家中医药管理局确定为全国名老中医药专家学术继承人，师从其父——全国著名中医骨伤科专家郭维淮。2007 年获得中华中医药学会"全国首届中医药传承高徒奖"。2008 年被河南省命名为非物质文化遗产"平乐郭氏正骨法"省级代表性传承人。2009 年被国家命名为非物质文化遗产"平乐郭氏正骨法"国家级代表性传承人。2012 年 8 月被国家中医药管理局确定为"第五批全国老中医药专家学术经验继承指导老师"，并指导高徒 2 人。现任河南省洛阳正骨医院主任中医师、河南省洛阳正骨医院平乐正骨学术研究室名誉主任。

郭艳锦深得家学真传，在临床实践中结合现代医学技术，熟练地运用平乐郭氏正骨传统手法及中医理、法、方、药治疗骨伤疾病。在中医药辨证施治骨伤科疑难杂症方面有较深造诣，尤其擅长治疗颈肩腰腿痛、股骨头缺血性坏死、创伤后遗症及骨关节疾病等诊疗。为来自全国各地的骨伤患者服务，深受患者赞誉。她长期坚持从理论方面整理、总结平乐正骨的学术经验，参与多部学术专著的撰写，发表学术论文十余篇，参加"十五"国家科技攻关计划"名老中医学术思想、经验传承研究——郭维淮学术思想及临证经验研究"等多项科研课题并获奖。

编写说明

中医正骨具有悠久的历史，是中医学宝库里一颗璀璨的明珠。

洛阳是十三朝古都，历史文化底蕴深厚。清朝嘉庆年间，在这片沃土上孕育成长出了一株杏林奇葩，它就是有着 220 余年历史的平乐郭氏正骨。

平乐郭氏正骨即平乐正骨，起源于河南省洛阳市孟津县的平乐村。自郭祥泰创立平乐正骨医术，220 多年来，郭氏传人秉承祖训，致力于中医骨伤学的发展和创新，平乐正骨的传人，以其精湛的医术、高尚的医德和神奇的疗效，治愈患者无数，声名远播，享誉海内外。

220 多年来，郭氏家族涌现出了一代又一代正骨宗师，群星璀璨。其中以郭祥泰、郭树信、郭树楷、郭贯田、郭鸣岗、郭聘三、郭金锡、郭景星、高云峰、郭春园等为代表，他们在平乐正骨的发展史上做出了重要贡献，书写了浓墨重彩的一笔。

220 多年来，经过历代郭氏传人的潜心探索和反复实践，平乐正骨形成了一套完整的理论体系和治疗方法，是中医治疗骨伤的一大重要医学流派，是造福人类的中华骨伤科学。

220 多年来，平乐正骨演绎出了许多神话般的传说，以及数不清的治病救人的精彩故事，平乐正骨也从郭家老槐树下的一张桌子、一把椅子、一副板床、一个院落起步，最终走进了现代医学的神圣殿堂，发展成为一家国家三级甲等医院——河南省洛阳正骨医院。2008 年，"平乐郭氏正骨法"入选中国非物质文化遗产扩展项目名录。

《平乐正骨史话》以平乐正骨史实为依据，以历代宗师和重大历史事件为线索，以史话的叙事方式，深入浅出，通俗易懂，生动有趣地讲述了一段平乐正骨的传奇故事，并将平乐正骨荣辱兴衰的历史变化，置身于时代变迁的大背景下，从而揭示出只有在新中国，在党和政府的关心和支持下，平乐正骨才会有兴旺发达的今天。

《平乐正骨史话》旨在向读者介绍源远流长、博大精深的中医骨伤学，弘扬大医精诚、医者仁心的精神，同时为传播中国传统医学文化，贡献一份绵薄之力。

《平乐正骨史话》一书在写作中，得到了有关各方面人士的鼎力相助，在此一并表示感谢。由于作者水平有限，书中难免会有纰漏和谬误，期待各位专家学者批评指导。

白颖　郭珈宜　郭艳锦

2018 年 4 月书于洛阳

目　录

引子　历史的见证

大医精诚。

唐代孙思邈

有历史才有现在，唯遗产才知兴衰。

2008 年 6 月 16 日，对大多数国人而言，是一个普普通通的日子，而对于平乐正骨第六代传人——河南洛阳正骨医院老院长郭维淮来说，却是一个不同寻常的日子。在这一天，国务院公布的《第一批国家级非物质文化遗产扩展项目名录》上，已历经 200 多年，相传七代的"平乐郭氏正骨法"成功入选，榜上有名。

消息传来，人们奔走相告，河南洛阳正骨医院一片欢腾。平乐郭氏家族的每一个成员更是激动万分，这是郭氏家族值得告慰祖先的一大幸事，也是平乐正骨历代传人的光荣和梦想。平乐正骨作为国之瑰宝，走进了国家级非物质文化遗产的神圣殿堂，成为中华骨伤医学发展史上的一大盛事。

同走过数百年岁月而经久不衰的云南白药、北京同仁堂等中华老字号一样，平乐正骨也经历了 200 多年的岁月打磨和风雨洗礼，早已成为驰名中外、誉满天下的金字招牌。

对于 14 岁就开始继承祖业，走上正骨行医之路，而已年逾八旬的郭维淮来说，让平乐正骨发扬光大，让平乐正骨后继有人，早已不是郭家的家事，也不仅是医院的院事，而是中华骨科的大事。

让郭维淮倍感欣慰的是，从 20 世纪 50 年代开始，平乐正骨的传人们为国家培养出了一大批获得真传、事业有成的栋梁之材，包括平乐正骨第七代传人中的佼佼者郭艳丝（已逝）、郭艳锦和郭艳幸。对郭维淮这位跨世纪的国医大师来说，平乐正骨已不仅是郭氏家族的基因，更是中华骨科大家族的基因了。

诞生于清代嘉庆年间的平乐正骨，已走过了 200 多年的历史。200 多年薪火相传，平乐正骨从第一代创始人郭祥泰，到第二代传人代表郭树信，从第三代传人代表郭贯田到第四代传人代表郭聘三，从第五代传人代表郭灿若、高云峰、郭春园，到第六代传人代表郭维淮，再到第七代传人代表郭艳丝（已逝）、郭艳锦和郭艳幸。在中医骨科的发展史上，成为独树一帜的学术流派。

正所谓："长江后浪推前浪""青出于蓝而胜于蓝。"

至此，人们不禁要问，200多年来，平乐正骨是如何从郭家大院的大槐树下，一步步走进共和国非物质文化遗产神圣殿堂的？平乐正骨的传人们是如何一代代一脉相传的？平乐正骨这一载入中华骨科史册的辉煌篇章又是如何书写的？

历史不会忘记！

历史已经见证并将继续见证！

第一章 平乐正骨的起源

一、天时——这是帝都赐予的机缘

追溯平乐正骨的起源，如同历史上每一番大事业的成就一样，无不得益于天时、地利、人和。

平乐正骨也概莫能外。

正是得益于洛阳作为千年帝都，历朝历代拥有发达领先的医学，得益于儒教、佛教、道教等宗教在此的交流融合，得益于河南洛阳、孟津平乐这片古老而神奇的土地，郭祥泰——郭氏家族十七世先祖，平乐正骨极具传奇色彩的创始人，博采众长，精心培育，才使得平乐正骨这棵参天大树历经200多年屹立不倒，得以生根、发芽、成长、壮大，得以枝繁叶茂。

历史选择平乐正骨并造就一个中医正骨学派，绝非偶然。

25年，刘秀称帝，定都洛阳，史称东汉。洛阳作为百万人口的都城，宫廷医学设施进一步扩大，医生分为宫医与民间医生两种。民间以师带徒传授医学的教育形式逐渐形成。东汉洛阳流行的医学典籍，班固在洛阳著的《汉书·艺文志》中有全面收录，其将方技类书目分为"医经""经方""房中""神心"四种。东汉许慎著于洛阳的《说文解字》，收录了对疾病的解释，以及对药物和有关医事的注解等丰富资料，涉及药物和病名达数百种，是后世医药文献注释的重要参考书。

东汉河洛地区诞生了伟大的医学家——医圣张仲景，他所著的《伤寒杂病论》奠定了中医学辨证论治的基础。其后洛阳著名的医学家王叔和，将《伤寒杂病论》整理为《伤寒论》与《金匮要略》两书，经历代刻印多次而得以流传至今。《金匮要略》对外科、骨伤科方面疾病，如肿痛、肠痛、刀斧伤等进行了专门论述。

657年，唐高宗与武则天迁都洛阳。四部著名医学著作《新修本草》《肺气方论》《食疗本草》《传信方》皆成书于洛阳。尤其是《新修本草》，承前启后，是我国第一部由国家颁布的药典性本草，比西方国家公认的第一部药典《纽约堡药典》（1542）早800多年。

在唐代，洛阳还出现了著名的《龙门石刻药方》。取之于民间，用之于民间，现存药方140首，可治疗的疾病有40例之多。

明代，中国最重要的两大正骨流派——佛教的"少林派"和道教的"药物派"，都与洛阳有着千丝万缕的联系。

由此不难看出，每逢改朝换代、江山易主的动乱年代，皇宫里的御医流向社会，"秘方、秘籍"等医书也随之散落民间，其中不乏一些集多年经验之大成的内容，被民间的高手和能人得到后，取其精华，逐渐成为独特的学术流派。

平乐正骨的起源，可能也正是得益于这宫廷和民间医术的熏陶。

二、地利——这是一片古老而神奇的土地

"根在河洛"，是祖祖辈辈流传下来的遗训，也是华夏儿女走遍天下而凝聚的共识。

洛阳，是一座都城。从夏王朝在洛阳立国开始，到后晋定都洛阳为止，商、周、汉、魏、隋、唐等13个朝代先后在此建都，成为中国历史上建都时间最早、最长的城市，先后有105个皇帝在此执政，建都时间长达1650年。

洛阳，是一座名城。世界文化遗产龙门石窟和千年古刹白马寺，以及世代流传的天子驾六闻名中外，从奉先寺的卢舍那大佛到释源祖庭的白马寺钟声，都给每一个前来观光朝拜的游客留下了难以磨灭的印象。1982年，洛阳被国务院授予"首批国家历史文化名城"称号，2001年又被联合国授予"世界文化名城"称号。

洛阳，是一座花城。"唯有牡丹真国色，花开时节动京城。"从1983年至今，一年一度的牡丹花会，已举办了30多届，源远流长的历史，博大精深的文化，倾国倾城的牡丹，使洛阳充满了无穷的魅力。

由此，你就不难理解，洛阳，这个在中华文明史乃至世界文明史都有独特地位和重要价值的千年帝都，能够孕育并诞生平乐正骨这一中华骨科医学的瑰宝，则是历史的必然。

位于洛阳东郊的孟津县平乐镇平乐村，北靠巍巍邙山，东临千年古刹白马寺，南望蜿蜒洛河，西接洛阳市区，实乃一处美丽富饶的风水宝地。

作为千年帝都洛阳下辖的孟津，也和洛阳一样，有着悠久的历史和灿烂的文化。中华民族的人文始祖伏羲氏、炎帝、黄帝、颛顼、帝喾、尧、舜、禹等，曾经在这片

土地留下了太多的活动足迹，创造了东方辉煌的远古文明。被誉为华夏文明源头的"河图洛书"，就是出自这块土地最负盛名的经典。《周易·系辞上》记载："河出图，洛出书，圣人则之。"其中，"河图"的传说就发生在孟津。相传在远古时，黄河浮出一匹龙马，背负"河图"，献给伏羲。伏羲氏依据"河图"演绎出八卦，周文王在此基础上又演绎出六十四卦。至春秋时代，经过孔子研究整理，终成六经之首——《易经》。而武王伐纣，"八百诸侯会孟津"，更是给这块土地留下了中国历史上浓墨重彩的一笔。

平乐，自古就是藏龙卧虎之地，素有"一半帝都在平乐"之说。

东汉永平五年（62），一座高大雄伟、气势恢宏的建筑——平乐观在此建成。据传，平乐观乃皇帝迎宾阅军之地。平乐观上建有高台，可居高临下，极目远眺，山河锦绣，尽收眼底。观下建有一平乐馆，馆内放置镇国之宝"飞廉铜马"，护卫着盛世王朝。平乐馆华贵富丽，宽敞壮观，层楼通阁，极尽奢华，是天下名士、达官贵人聚会宴乐之处。汉和帝时，兰台令史李尤曾作《平乐观赋》云："徒观平乐之制，郁崔嵬以离娄，赫岩岩其岑崟，纷电影以盘盱，弥平原之博敞，处金商之维陬，大厦累而鳞次，承岩峣之翠楼，过洞房之转阇，历金环之华铺。南切洛滨，北陵仓山，龟池泆溮，果林榛榛。"其建筑之壮观，场面之威风，可见一斑。建安七子曹植的《名都篇》的名句"归来宴平乐，美酒斗十千"，以及李白《将进酒》的名句"陈王昔时宴平乐，斗酒十千恣欢谑"，其中的"平乐"，说的就是这里。

邙山巍巍，洛水滔滔，都曾目睹并见证了平乐曾经的风流和大气。千古风流大气地，生生不息风流大气人；代代风流大气人，一脉相传风流大气事。平乐正骨，就是这其中一件极具代表性的风流大气事。

"问我祖先来何处？山西洪洞大槐树。"郭氏家谱并无记载，只是流传也无考证，在明朝初年的山西洪洞大迁徙的浪潮中，原籍山西平阳府洪洞县人氏郭从道，举家迁居河南洛阳东北二十五里古平乐观遗址所在地——平落村，成为该村郭氏始祖。

明朝末年，郭氏家族经过十几辈的繁衍生息，在当地已成为人丁兴旺、人才辈出的最大家族。郭氏家族在村中建起两条东西向的大街，中间一条南北向中街，以家族之力，建三条大街，足见郭家在当地的财力和善举，其影响和声望非同小可。尤其是在村子中心交叉形成的两个商铺林立、人流如织的十字街口，使平落村成为洛阳东部商贾云集的一大集镇。郭氏第十二代族人郭景昌自幼聪慧过人，苦读诗书，博古通今，明崇祯年间考中进士，后官至二品大员。他依据该村地处东汉平乐观遗址的史实，上书朝廷，将村子正式定名为平乐村，从此沿用至今。

平乐因郭氏而得名，郭氏因平乐而扬名，平乐正骨将平乐与郭氏家族紧紧联系在一起，200多年间，再未分开。

三、人和——史书的记载和传说

著名电影插曲《木鱼石的传说》中，有两句脍炙人口的歌词："有一个美丽的传说，精美的石头会唱歌，它能给勇敢者以智慧，也能给勤奋者以收获，只要你懂得它的珍贵，山高路远也能获得。"

追溯平乐正骨的起源，不仅来自史书的记载，也来自一个个古老的传说，不管是史书记载，还是古老的传说，都显示出在平乐正骨的起源中，"人和"发挥着重要作用。

传说之一，一代名医祝尧民相授。平乐正骨第六代传人郭维淮在他主编的《平乐正骨》一书中记载：平乐正骨的渊源，口头传说不一。明末清初，在洛阳有一位骨伤科名医祝尧民，自称薛衣道人。据《虞初新志》记载，祝少年时已成就了不世之才，明亡后不仕而攻外科，凡经他手治疗的患者，没有不痊愈的。后来，他进入终南山修道，从此不知所踪。另外，平乐村离少林寺不远，少林寺因和尚习武，免不了有跌打损伤的情况，久而久之，武僧们便积累了丰富的治疗骨伤的经验，少林派正骨是明代中国最重要的两大正骨学派（另一派是以薛己为代表的药物派，其著作有《正体类要》）之一，少林派的"秘宝"被异远真人收录在他的著作《跌损妙方》中。祝尧民以薛衣道人自称，当与薛己在衣钵传承上有一定的关系。从平乐郭氏正骨的技术特色——"整体观念，手法整复，夹板固定，内外用药，动静结合，功能锻炼"上看，此二者对于平乐正骨的形成与发展有很大影响，"也可以说是平乐正骨的渊源"。郭耀堂在《秘授正骨心法》中记载："民国二十三年仲秋之月，著正骨心法既终卷，宜为序且记之。夫自著书而自为序，誉既不可让，又不必此序。颇难著笔。然而无难也，直言之，质言之可矣。正骨心法者何？既正骨术，得心应手之法也。盖世人竞谈正骨之善，莫过于平乐；而妙术之流传，则自身曾祖典公始。公讳尧民，道号完祀，名医传载之甚详。性慈善幻且清净无为，人幻之妙谛。时与仙人游，侍者饥，曾现拔茅煮食之异术。归述其事，相验无讹。嗣游蜀自峨眉山，道经终南；夜宿落雁峰，距天尺区。梦与群仙遇，相谈既久；唯与陈希夷言记忆最真；手出残书半卷，捡集成册。内详展筋接骨剥骨破腹洗肠之术甚详。沿习及身，世传四辈。虽身村业此者甚不乏人，要皆以身曾祖为起点。奇方手术，家传无替。屡次试之，百发百中。诚正骨者之益针，有人死复生之妙；不啻回天再造之功。以问于世，切宜珍宝，慎勿视为泛泛甚矣。是为序。"

一代名医祝尧民究竟为何方人士？

据中华民国二十五年（1936）所修的《洛阳县志人物》（稿本）记载，祝尧民确有其人。

祝尧民，字巢夫，本系一文人，后感伤明之亡，故弃举业为医，自号薜衣道人。曾得仙传疡医，凡诸恶疮，敷其药少许即愈。人或有断胫折臂者，延治无不效，时人比之华佗。

《洛阳县志》的记载比较简单，祝尧民的医技水平究竟怎样？《虞初新志》里讲述的故事不仅具体翔实，而且有点神乎其神。"里有被贼断头者，头已殊，其子知其神，谓家人曰：祝巢夫，仙人也，速为我请来！"家人曰：郎君何妄也？颈不连项矣，彼即有返魂丹，乌能合既离之形骸哉？其子固强之而后行。既至，尧民抚其胸曰：头断，身尚有暖气，暖气者生气也，有生气则尚可以治。急以银针纫其头于项，既合，涂以末药一刀圭，熨以炭火；少顷，煎人参汤，杂他药，启其齿灌之，须臾则鼻微有息矣；复以热酒灌之，逾一昼夜则出声矣；又一昼夜，则呼其子而语矣，乃进以糜粥；又一昼夜，则可举手足矣。七日而创合，半月而如故。举家拜谢，愿以产之半酬之，尧民不受。"

若非史书记载，怎知祝尧民连断头都能再接，其妙手回春的高超医术可见一斑。平乐郭氏正骨得其真传后，也"宜乎神技"，实乃情理之中。

那么，郭家人到底是如何与祝尧民结下缘分的呢？

传说，祝尧民四海为家，云游天下，来到平乐时不幸染疾，欲走不能。常言说，医者不自医。如今，究竟是他无力治病，还是他自己治不了自己的病，已经不得而知。在他病情危急、处境艰难之际，平乐郭家收留了他。从"郭氏家谱"的记载来看，在17～18世纪之前，郭氏家族中有多人行医，并且医术精湛。平乐正骨的医术应该正是发端于十七世的郭祥泰。"郭氏家谱"记载其十六世郭逢春之子郭守志"精于岐黄，承父遗风，亦精于正骨外科之术"，其子郭守业"好医书亦精于外科"。可以说，郭祥泰自幼在正骨世家中耳濡目染，加上本身聪明好学，在很小的时候，他就开始从长辈那里学习骨伤外科治疗经验。祝尧民来到郭家后，一方面安顿调养，另一方面教导郭祥泰开方治病。在郭家的精心照顾下，祝尧民的伤势逐渐好转，其间他对郭祥泰耳提面命，将自己毕生的正骨医术都传授于他。等到祝尧民康复如初，离开平乐时，郭祥泰也开始了他的正骨行医生涯。

　　传说之二，受业于同祖道人益元君。平乐正骨第五代传人之一的郭春园在《平乐郭氏正骨法》一书的《郭氏家训》部分写道："同祖益元君孟人，与先生交好，益元君中年离家访道，多年未归，适逢其郡居遭受灾荒，得先人周济其全家渡过灾年。后益元君来向先人道谢，而因先人外出未能与之相见。此后先人贩丝至鲁，和益元君巧遇，谈起益元君已习练正骨，以八法为之则，以诸正科为之术，君口述先人以笔录之。回来传教后人，先以施药，后来行医，正骨八法相传吾家，当郭氏正骨术名传以后，我家之堂名定为'益元堂'，即后人纪念益元君传术之意。而家人及村邻有不详益元君之名，尽知为游方道士所传。"

　　传说这位益元道人，原为明嘉靖年间一支农民起义军的军医，跟随军队连年征战，后被官军击败。益元道人在回家途中，路经平乐，饥寒交迫，病倒在路旁。恰被郭家先人遇见，出手相救。郭家人将其扶回家后悉心照顾、精心治疗，管吃管住。病愈后，益元道人感激不尽，在告别时，留下一本黄草书作为报答。这本黄草书曾随益元道人四处飘泊，里面载有专治跌打损伤的骨科秘技。到了清代乾隆及嘉庆年间，郭家第十七代先祖郭祥泰立志折枝杏林，专攻骨科之术，读遍各类医书，其中也包括这本家中收藏的黄草书。郭祥泰苦心攻读，一举成名，为感戴益元道人慷慨授业，遂将自家医馆的名号定为"益元堂"。

　　传说之三，得传于武林高僧。平乐古镇毗邻千年古刹白马寺，距嵩山少林寺也只有几十公里。加之附近道观林立，吸引着南来北往、络绎不绝的僧人、道士。一位擅长医骨伤的武林高僧，在离开白马寺，准备前往少林寺之际，突患急病，受困于平乐。郭祥泰得知后，把他收留于家中，悉心照顾。这位武林高僧康复之后，将自己珍藏的医书和身怀的正骨医术，都毫无保留地传授给了郭祥泰以作报答。

　　回首200多年前的历史，追溯平乐正骨的发端，不难发现，不论是文献记载抑或民间传说，不论是一代名医祝尧民，还是得道高人，都显得有些神奇和神秘。然而，在这神奇和神秘之中，有一个共同的地方令人称道——郭家的"仁义善举"。正是他们在别人危难之际，毫不犹豫地出手相助，才换来这些僧人、道士的感恩回报。这种医者的仁心，才是医道的本源。平乐正骨的创始者，正是怀着纯善的医者之心，才得以受到民间医林高手的亲自传授，再加上自身的行医实践，潜心钻研，不断总结，最终成就了平乐正骨，谱写了一段名扬天下的传奇。

第二章　始于清代嘉庆年间的基因

——平乐正骨创始人郭祥泰

天将降大任于斯人也。

孔子

郭祥泰（生卒年不详），字致和，清代乾隆及嘉庆年间人。"郭氏家谱"记载："居心平易，赋性谦逊，幼读书即好岐伯之学，缮练揣摩，专精于正骨，凡有病投者，触手即愈，数十年无遇一症而模糊，亦无一治而不痊者，富贵贫贱一以待之。天鉴神佑，宜其五旬后而获一子也。"后代人称他老八先儿，乃平乐郭氏正骨的第一代创始人。

郭祥泰天资聪颖，智慧过人，16岁时已熟读四书五经。受家族先人影响，郭祥泰立志学医，并以行医为生，后独辟蹊径，专攻中医骨伤学。他苦心研读医书，将《周易》《黄帝内经》等书烂熟于心。在有幸习得我国现存最早的骨伤科专著——唐代蔺道人所著的《仙授理伤续断秘方》一书后，更是进步神速。很快，他在自家宅院开起了医坊，名扬乡里。

除了"郭氏家谱"中寥寥数语的记载，关于郭祥泰行医的事迹，后世流传的很少。但由他创立并传承下来的正骨神技，以及"富贵贫贱一以待之"的崇高医德和医风，让子孙后代受用不尽，200多年来，影响并激励了一代又一代的平乐正骨传人。

除了创立平乐正骨这一具有划时代意义的重大贡献外，郭祥泰的历史功绩和难能可贵之处还在于，他不仅将平乐正骨术传给了自己尚幼的儿子郭树楷，还将其传给了已经成年的侄子郭树信。其中郭树信这一脉，父传子，子传孙，200多年源远流长，成为平乐正骨的主要流派。

一、祖传的基因

罗马不是一天建成的。

从"郭氏家谱"的记载来看，平乐郭氏家族在其十六世之前就已有行医之人，其九代祖文思祖门十六世郭逢春即"多技能，尤精医道，奇术妙方，遇病即痊，人皆莫测其巧"，而且行医者众多，绝非仅郭逢春一人："公堂兄弟八人，故世有八神仙之称。"

古有"八仙过海，各显其能"之传说，而平乐郭家也有"八神仙行医"之记载。民间行医，敢以神仙号称，如果不是医术精湛，影响深远，恐怕很难得此评价。

客观公正地分析平乐正骨的起源，固然少不了前文所述的天时、地利、人和，但更为重要的，是郭氏家族祖传的医学基因。

从"郭氏家谱"的记载来看，除平乐正骨的创始者十七世郭祥泰之外，明确记载的学医懂医、会医行医者，还有四人，他们是九代祖文范门十七世郭应泰，九代祖文思门郭守志和郭守业，九代祖炼门十七世郭伯丰。可以佐证"郭氏家谱"的《洛阳县志》记载，郭伯丰不仅行医，而且"以躬行训子弟"，将医术医德都传给了后人。

平乐正骨究竟从何时发端？谁是平乐正骨的创始人？

尽管年代久远，我们仍能从几经修订的"郭氏家谱"仅有的记载，以及郭氏后人世代相传的记忆进行分析推断，出生于 1775 年前后的郭氏家族十七世郭祥泰，正是平乐正骨的创始者和奠基者。

郭祥泰自幼聪慧好学，受家庭熏陶和长辈影响，耳濡目染，对家中收藏保存的各类医药书籍产生了浓厚的兴趣。郭祥泰在私塾苦读四书五经，回到家中便钻研各种医学类藏书，父母和家族中的亲戚长辈对他寄予厚望。郭家到这一代，已从一般的学医、行医，转向了正骨外科，正所谓"术业有专攻"。郭祥泰从小就对正骨外科之术进行了重点和系统的学习，也打下了比较坚实的基础。

今天，我们已无从得知郭祥泰专攻骨科之术，究竟是缘于家族习医行医长辈的有意引导，还是郭祥泰自身兴趣所致。总之，在郭祥泰学医的道路上，专攻骨科之术，是对郭氏家族产生深远影响的一个重大选择，也最终成为了其后人坚持的方向。这个重大选择始于郭祥泰，是一个不争的事实。

二、仙人指路得真传

郭祥泰是幸运的。

他的幸运，在于当家族寄托和他个人选择促使他走上专攻正骨之术的道路时，他遇到了一代名医祝尧民。

祝尧民在被郭家收留养病的那段时间，感受到了郭家人心地的善良，感受到了郭家人祖传学医的家风，也目睹了郭祥泰年幼好学、苦读医书的勤奋。

在距离平乐郭家不远白马寺晨钟暮鼓的陪伴下，在郭家人的精心护理照料下，祝尧民身体状况日渐好转，他开始手把手地向郭祥泰传授正骨医术。

滴水之恩，当涌泉相报，更何况这是救命之恩，祝尧民当然将毕生所学倾囊相授。

在一代名医的精心点拨和传授下，勤奋好学的郭祥泰如鱼得水，他在大量阅读《仙授理伤续断秘方》《医宗金鉴》等医药书籍的基础上，刻苦钻研，认真揣摩中国传统医术尤其是骨外科医术的精髓和真谛，并结合自己的诊疗实践，大胆应用尝试，不断发展创新，逐渐形成了一套富有特色、疗效显著的骨科治疗手法。

由于平乐镇近傍东都洛阳，交通便捷，四通八达，是人们南来北往的必经之地，时常有通晓医术的道士、僧人和江湖郎中在此经过，其中不乏有精于骨外科之术的高人，这也为郭祥泰广纳百川、博采众长，学习他人医术精华提供了得天独厚的便利条件。他广泛借鉴民间治疗骨伤外科的成功经验，并用于自己的医疗实践，他不断充实发展正骨治疗的手法与方法，从而创立了影响广泛、具有独特手法和疗效的"平乐正骨"医术。逐渐地，郭祥泰声名远播，方圆百里前来寻医看病之人络绎不绝。

万丈高楼平地起，平乐正骨200多年的传奇，由此掀开了新篇章。

好心有好报，美举得美报，世上的事，历来是这样。

三、大槐树——平乐正骨的象征

平乐正骨的发源地，在郭家大院。

以今天的眼光来看，这座不知兴建于何朝何代，如今早已破败不堪的大院，还保留着那又长又阔、五进深的院落，还可看见坐北朝南、两边都能进出的大门。斗转星移，岁月流逝，它们早已失去了昔日的风光。然而，不管岁月怎样流逝，朝代如何更迭，祖祖辈辈生长于这片土地的百姓们，和那些不计其数的患者，都不会忘记这座大院，都不会忘记郭家大院门前的那棵大槐树。

它，是平乐正骨的象征。

它，是平乐正骨的见证。

就是在这棵大槐树下，郭祥泰踏上了正骨之路。他摆起桌子，放上正骨需要的布条、竹刀、竹片，还有一个药碗。又在桌子旁支一把木椅和一张板床，条件虽然简陋，平乐正骨的名声却不胫而走，越传越远，方圆百里，十村八庄，只要有了跌打损伤的患者，都是往平乐郭家来送。大槐树，成了四方百姓祛病消灾的保护伞；郭祥泰，成为当之无愧的平乐正骨开创者。

　　回顾郭祥泰创立平乐正骨这段历史，首先不可否认的是，他精湛高超的医术，得到了骨伤患者广泛的好评和一致认可，这是郭祥泰折枝杏林、普济众生、治病救人的看家本领，也是平乐正骨赖以生存、发展、壮大的根本。平乐正骨"整体观念，手法整复，夹板固定，内外用药，动静结合，功能锻炼"这一最为显著又与众不同的技术特色，正是由郭祥泰首创。

　　后经历代传人在先人的基础上，不断总结创新诊疗手法和用药配方，使平乐正骨的临床实践日臻完善，并以其疗效显著、康复期短、用具简便、就诊费用低等特点，深受广大患者的欢迎和称赞。然而，更为患者和百姓所称道的，是平乐正骨甫一创立就呈现出的高尚医德。以人为本，以德为先，从郭祥泰起始，这种平乐正骨的精神一直延续到了200多年后的今天。

　　可以佐证这种医德的，是世代流传于民间的一种评价：平乐村方圆百里，由于平乐郭氏正骨的存在，没有因骨伤致残，也没有因骨伤致贫的家庭。

　　这种评价没有什么普查的依据，也没有什么科学的考证，但平乐郭氏正骨自诞生那天起，每天门前车水马龙，从早到晚收治着数以百计的患者，也从来没有发生过医患纠纷，更没有听说过有谁因为没钱而无法看病，这是200多年流传下来的美谈。唐代孙思邈曾在《备急千金要方》中提出行医的最高境界："凡大医治病，必当安神定志，无欲无求。"郭祥泰及其后代传人，正是秉承了这一真谛，才达到了书中所提的至高境界。

　　无论是达官贵人，还是平民百姓，只要来到郭家门前，只要来到大槐树下，都得排队看病，一律平等。无论贫富贵贱，不管病重病轻，都平等对待，还免费送药。这等好事，可能也只发生在平乐郭家了。正如《龙咀山文集·卷九》的记述："天寒暑风雨雪霜，门若市。"四季寒暑，清晨日暮，日日门庭若市，这种情景恐怕也只有在平乐郭家才能见到。

　　久而久之，随着患者越来越多，郭家这种义诊的善举也触动着大家感念恩德的心。于是有人在郭家大院的门前放了一个大竹筐，患者来看病时，带一些蔬菜、花生、水果、点心等特产和礼品，放入筐里，聊表谢意。没有人计较他们放进大筐里东西的好坏和数量的多少，也没有人因他们之中有人放没放东西，而在看病时厚此薄彼。在平乐正骨第四代传人郭聘三先生的墓道碑上，有着这样的记述："间有仪物享之，未尝不裁酌以义守，若金钱则却之，无吝色。"

　　这种从诞生之初即形成的医德，就这样一代一代地传承了下来。济危解困、救死扶伤，成为平乐正骨安身立命的第一要义，从辛亥革命、抗日战争、解放战争，一直到中华人民共和国成立，再到改革开放，平乐正骨的每一代传人都恪守这一家规祖训，都坚持以人为本、以德为先的行医原则，都秉承积德行善、先人后己的高尚情操。

或许，这就是历史赋予这个家族的特殊使命，这个家族的七代传人，用他们前仆后继的努力和奋斗，使平乐正骨在中医骨科领域薪火相传，独领风骚。

郭祥泰，正是这一祖传基业的开拓者和奠基人。

时间在一天一天过去，患者被一个一个诊治。门前的大槐树越来越枝繁叶茂，平乐正骨的名声也越来越大，越传越远。

唯有一件事让郭祥泰很不顺心，结婚多年，郭祥泰的夫人一直没有为他生下一个儿子。在把传宗接代、延续香火视为头等大事的封建社会，这自然成了郭祥泰的一块心病。

怎么办？难道让自己开创的家族基业后继无人？难道让平乐正骨如日中天的发展放慢脚步？郭祥泰陷入了迷惘和困惑。

自古以来，民间祖传绝技传男不传女，传内不传外，郭祥泰也不愿破了这个老规矩。眼见自己已过而立之年，膝下却仍然无子。为防止千辛万苦创立的平乐正骨绝技失传，郭祥泰经过深思熟虑，为了使平乐正骨的传承后继有人，也为了使平乐正骨继续造福子孙后代，为广大黎民百姓祛除病痛，郭祥泰经过深思熟虑，将正骨绝技传给了侄子郭树信。

虽说郭树信不是自己的亲生骨肉，但毕竟是郭家的后代和血脉，确定了平乐正骨的接班人后，郭祥泰便将自己多年积累的经验和技能，毫无保留地传授给了郭树信。

也许，对当时的郭祥泰来说，这是个不得已而为之的选择，但正是这个选择，形成了平乐正骨日后传承的两个分枝，而由郭树信带领的这一枝，不论是发展的速度还是其影响力，都超过了另外一枝，也算是郭祥泰的无心插柳柳成荫吧！

然而，"天鉴神佑"，郭祥泰五旬后喜获一子，我们可以想见老来得子的他，当时该是何等的欢欣若狂。长久以来，"不孝有三，无后为大"的压力，也随着儿子郭树楷的降生一下消除了。数年后，郭祥泰一边培养已经成年的侄子，一边教导年纪尚幼的儿子，既有颐养天年的天伦之乐，又有耳提面命的言传身教，郭祥泰可谓心满意足。

中年传侄，老年传子，应该说，命运还是对郭祥泰格外垂青，这也为平乐正骨的发展打下了更为坚实的基础，也提供了更大的发展空间。俗话说：打虎亲兄弟，上阵父子兵。郭树信和郭树楷这对堂兄弟，不是亲兄弟，胜似亲兄弟；而郭祥泰和郭树信、郭树楷，不是父子兵，却胜似父子兵。

作为平乐正骨的第一代创始人，郭祥泰完成了自己的历史使命，他不仅创立了独树一帜的正骨医术，更树立了"富贵贫贱一以待之"的家族医风。当历史的接力棒传给郭树信和郭树楷这两个第二代传人手中的时候，郭祥泰是放心的、欣慰的。

大槐树抽出了新的枝条。

平乐正骨，自有后来人。

第三章　益元堂的兴旺

——第二代传人郭树信

人命至重，有贵千金，一方济之，德逾于此。

唐代孙思邈

郭树信（1820—1889），字敦甫，平乐正骨的第二代传人代表。其孙辈郭聘三、郭健三在中华民国十七年（1928）为其树立的石碑记载，他年轻时家境稍艰，经常到叔父郭祥泰家，郭祥泰待之甚厚。

郭祥泰创立了平乐正骨，在他功成名就之时，40多岁的他，膝下尚无子嗣，遂决定把自己的医术悉数传给郭树信。

郭树信得此真传，加上勤奋好学，很快便脱颖而出。他曾为清廷多名官吏治愈骨伤。据历史记载，郭树信曾给清朝一代名将左宗棠治过伤，还为慈禧太后宠爱的太监安德海治过伤，并因此领衔从九品。晚年，他将积累的医术、医风写入《郭氏家训》，传给长子郭贯田。

作为平乐正骨第二代传人代表的郭树信这一系，因其医术和影响力大过郭树楷一系，加上郭树楷之后几代传人无子，而郭树信一系人丁兴旺，子孙满堂，郭树信这一系逐渐成为平乐正骨的中流砥柱。比如，第三代传人的郭贯田，第四代传人的郭聘三，第五代传人的郭景星、高云峰、郭景轩、郭景昭，第六代传人的郭维淮等，都是其中的佼佼者。

一、手不到病除

"人活七十古来稀。"

郭树信生于嘉庆二十五年（1820），卒于光绪十五年（1889），作为平乐正骨第二代传人，他所生活的年代，可谓是战乱不断，动荡不安。

1840年6月，那年，郭树信20岁，第一次鸦片战争爆发。两年时间，英国的炮舰就打到了南京下关江面。1842 年 8 月 29 日，清政府被迫签订了中国近代史上第一个丧权辱国的不平等条约——中英《南京条约》。

1851 年 1 月，太平天国运动爆发，前后历经 14 年，纵横 18 省，威震全国，最终在清政府和外国侵略势力的联合绞杀下归于失败。

在这战乱不断的动荡岁月，由于鸦片战争和太平天国运动的主战场基本在南方，加上洛阳优越的地理位置，算是国内比较少有的几处安定地方之一，战乱没有给平乐郭氏正骨的发展造成太大的冲击和影响。相对来说，郭家大院还算是一方净土。郭树信年轻时家境不是很好，经常得到叔叔郭祥泰的接济，并跟随叔叔学习正骨医术，郭祥泰把郭树信当成自家儿子看待。

无论是侄承叔业，还是过继给郭祥泰为子，郭树信深知自己肩上的双重责任，他一直把继承平乐正骨医术奉为自己的人生信条。大丈夫即使不能疆场杀敌，拯民众于水火之中，也应当悬壶济世，解除百姓病痛之苦。在郭祥泰的言传身教下，从小就耳濡目染的郭树信上手很快，没多久便能独当一面，逐渐扛起了平乐正骨的大旗，当然，这需要一个过程。那些天南海北慕名而来的求医者，更多的还是冲着郭祥泰的名气和招牌，有些危重的伤者，宁肯排队等候，也要让让郭祥泰医治。俗话说："姜还是老的辣。"更何况，民间对德高望重的医生，都尊称"老先儿"，患者的心情是可以理解的。

有一次，在给一个胯骨脱臼的少女治疗时，郭祥泰有意把郭树信推到了前面，他借口自己患了风寒，怕传染给患者，就让郭树信出马，替自己为那个女子诊治。

郭树信隔着裤子摸了摸那女子的胯骨，不动声色地要女子的家人把女子下身的衣服脱掉，以方便进行检查。女子听说要脱裤子，羞愧难当，指着郭树信便破口大骂，执意要求家人带她离开这里。

家人无奈，跟郭树信商量，实在不行就隔着衣服治吧！郭树信回答得十分干脆："要治便治，不治便罢了！"家人只好听从，硬把她的裤子脱下，盖住被单，用担架抬到了郭树信面前。

郭树信走近担架，抓住盖在女子身上的被单，话说就要掀开，女子惊慌失措，身子猛然一个抽搐。郭树信若无其事地放下床单，说："抬走吧！"

女子家人十分疑惑："先生还没治呢，怎么就让抬走？"

郭树信胸有成竹，问那女子："还疼吗？"

女子应声而答："不疼了！"

郭树信微微一笑："她的骨头已经接好，我再开几付疗伤的汤药，吃几付就没事了。"

女子的家人在惊喜的同时，也充满疑惑。这先生根本就没动手，怎么就把骨头接好了，莫非真有神助？他们哪里知道，郭树信正是利用了女子的羞涩心理，假装要揭开床单，让女子利用自己身体的抽搐，使脱臼恢复原位，这才治好了她的疾病。

过去，人们用"手到病除"来形容一个医生高超的技艺，而郭树信还未出手，就治好了女子的胯骨脱臼。这个传奇的故事一传十，十传百，前来看病的人也不再只认郭祥泰一个"老先儿"了。就这样，郭树信在"新老交替"中，开启了他全新的平乐正骨传承生涯。

二、"政通名医"

古往今来，"名医通政"是历朝历代流传下来的老话。

不过，真要探究起来，未必是"名医通政"，应当说，"政通名医"更为准确。名医真要与官吏结识交好，恐怕十有八九摸不准衙门的位置，而官吏想找名医，也许很快就有人将名医送上门来。

平乐正骨也不例外。

清朝同治年间，深得慈禧太后宠爱的朝廷宦官安德海，在宫中因跌倒，导致右臂骨折，遍寻了京城名医，皆苦无良策。后得知平乐正骨郭树信医术高超，便请郭树信为其医治。郭树信在仔细检查了安德海的伤情后，先用秘制麻醉药为他进行局部麻醉，再以活筋手法解脱软组织损伤造成的粘连，后以"摊、拉、揉、摆"等复位手法施治。不到半天时间，安德海的伤骨便归位，疼痛也大为减轻，不出半月，便可挥臂活动。安德海对郭树信的正骨医术大加赞赏，奏请朝廷赐郭树信为从九品官位，并让其留在宫中，专门为官员治病。

这在当时，对不少人来说，都是求之不得的好事。然而，面对安德海的挽留和从九品官位的诱惑，郭树信不为所动，他婉言回绝了安德海的好意。一来，郭氏家族的祖训以行医为业，旨在造福百姓；二来，对安德海的名声，郭树信也略有耳闻。后来，曾有人问过郭树信，为何不留在宫中，可尽享荣华富贵，郭树信以宋代名儒范仲淹的事例答之。有一次，范仲淹在祠堂求签，问以后能否当宰相，签词表示不可以。他又求了一签，祈祷说："如果不能当宰相，愿意当良医。"有人问范仲淹："大丈夫立志当宰相，理所当然，但您为什么又祈祷当良医呢？"范仲淹回答："如果真成为技艺高超的好医生，上可以疗君亲之疾，下可以救贫贱之厄，中能保身长寿。身在民间，却依旧能利泽苍生，除了良医能这样，再也没有别的了。"

郭树信以范仲淹"不为良相，愿为良医"的典故和自己的实际行动，告诉那些对他不理解的人：这是必然，也是唯一的选择。其后，郭树信时常被人请到官府看病，这里面，给当朝名气最大的官员看病的事例，莫过于给左宗棠医治骨折。

左宗棠，清代后期著名大臣，官至东阁大学士、军机大臣，封二等恪靖侯。

清同治六年（1867），匪首阿古柏在新疆自封为王，自立国号为哲德沙尔汗国，宣布脱离清廷。俄国乘机占据了伊犁，英国也虎视眈眈，意图瓜分西北，新疆160万平方公里的土地，面临着从大清版图消失的危险。

是放弃还是收复新疆，朝廷争论不休。在此危急关头，左宗棠挺身而出，力主武力收复新疆，维护民族尊严和国家统一。左宗棠的赤胆忠心和强硬主张，最终得到了朝廷的首肯。清光绪元年，也就是1875年夏天，时任陕甘总督的左宗棠，被朝廷任命为钦差大臣，督办新疆军务。左宗棠亲自率部西征，准备平定叛乱，收复新疆失地。

然而，就在左宗棠亲率大军赴新疆的途中，却不慎坠马致左股骨颈骨折。在这关键时刻，三军统帅左宗棠坠马骨折一事，震动了朝廷，河南巡抚急奔平乐村接正骨名医郭树信给左宗棠疗伤。

郭树信自幼饱读诗书，他知道，自汉代起新疆就是中国版图的一部分。清代乾隆年间，清军平定西域大小和卓叛乱，收复全部土地，把西域命名为新疆。左宗棠的鼎鼎大名，郭树信更是早有耳闻，充满敬仰。

来到左宗棠的军帐中，面对安邦治国、叱咤风云的一代名将，郭树信镇静而又自信。当他确诊是左股骨颈骨折后，一边宽慰左宗棠，一边娴熟地对骨折部位进行手法复位，并将郭家祖传秘制的汤药，服侍左宗棠用药，平乐郭氏正骨医术很快就发挥了神奇的作用，只用了1个多月的时间，左宗棠的骨折就痊愈了。左宗棠大悦，以重金相赠，却被郭树信婉拒，当得知行医不收礼是郭家祖训时，左大人肃然起敬。

随后，左宗棠率领千军万马，以气吞山河之势，横扫新疆叛军，收复了新疆160万平方公里的土地，完成了统一祖国的千秋功业。

左宗棠在率部西征的途中，一路进军杀敌，一路沿途种植榆杨柳树，凡大军所到之处，所植道旁杨柳连绵不断，一路绿荫，被后人称作"左公柳"。有诗为证："大将筹边尚未还，湖湘子弟满天山。新栽杨柳三千里，引得春风渡玉关。"

一代名医和一代名将的相遇，也许是一种历史的机缘巧合，但这种巧合，却给历史留下了一段意义非凡的佳话。

　　多年以后，当郭家后代来新疆旅游或工作，看到沿途绿树成荫，看到随风摇曳的"左公柳"时，也不禁有一番感慨，这年年返青的"左公柳"的绿叶，不也饱含着平乐正骨郭氏先人付出的心血么？

第四章 "人和堂"的式微

——第二代传人郭树楷

欲救人学医则可，欲谋利而学医则不可。

清代徐延祚

郭树楷，生卒年不详，郭祥泰之子。

郭祥泰人过中年，尚未得子，不得已将正骨绝技传给了侄子郭树信。有了亲生儿子郭树楷后，虽精心培养，寄予厚望，无奈儿子年幼，没能顺利传承，郭祥泰遗憾辞世。

堂兄郭树信将郭树楷视为亲兄弟，除了无微不至地照顾他的生活，还毫无保留地把祖传绝技传授给他，把他培养成为一代正骨大师。

后来，郭树楷自立门户，另起医馆"人和堂"。从此，平乐正骨分为两支，"益元堂"和"人和堂"竞相争辉，两支都有平乐正骨的高手和传人。

一、后继有人

喜得贵子，在任何年代、任何家庭，都是天大的喜事。对于年过五旬、老来得子的郭祥泰来说，更是人生之大幸，家族之大幸。

为儿子起名，郭祥泰费了不少脑筋。思来想去，还是随了侄子郭树信，起名郭树楷，一则"楷"从木，和"树"呼应，二则希望儿子有大的出息，成为楷模，可见做父亲的用心良苦。可以说，郭树楷从一出生，就承担了郭氏家族太大、太多的期望。

当郭树楷还在咿呀学语的时候，郭祥泰就开始教他正骨口诀；郭树楷刚学写毛笔字时，郭祥泰就让儿子学写正骨口诀；在郭树楷背诵三字经时，还要多背一门正骨口诀。每当背诵正骨口诀的时候，也是郭祥泰最为开心的时候。在将正骨绝技传授给侄子郭树信之后，他又亲手传授给自己的亲骨肉了。

让郭树楷儿时记忆最深刻的，莫过于父亲讲述他悬壶济世的故事。他对故事里的药葫芦产生了浓厚的兴趣，他抱着一个葫芦，左右端详，百思不得其解，那个叫费长房的人，是怎么与那位老翁一同钻入那个药葫芦的？又为什么在葫芦中只待了十余日，而世间已过了十余年？他更想知道，费长房究竟在葫芦里得到了老翁怎样的点化，就成为能医百病、驱瘟疫、起死回生的一代名医？

他从这个故事里明白了，为什么自家药铺门口要挂一个葫芦。原来，"悬壶"即壶卢，是葫芦的别称。行医者将葫芦当招牌，人们也因此把葫芦当作医生的标志。

当郭树楷八九岁时，教子心切的郭祥泰便开始手把手教儿子学正骨了。不过这时他才明白，心急是吃不了热豆腐的，儿子毕竟只是一个八九岁的孩子，一双又嫩又小的手，不仅没有力量，而且根本无法掌握正确的正骨方法，看来拔苗助长，实不可取。

正所谓："十年树木，百年树人。"郭祥泰意识到在自己有生之年，恐怕是很难把正骨绝活传授给亲生儿子了。

郭祥泰临终前拉着郭树信的手说："我把小儿托付给你了，你要像对待亲弟弟一样对他，一定要把咱家的正骨绝技传授给他。"他又拉着郭树楷的小手说："长兄如父，你要听哥哥的话，努力学习家传的正骨医术，把咱们郭家的这门手艺继承下去，发扬光大，这样老父就可以含笑九泉了。"

郭祥泰走了，虽然他没来得及教会自己的亲生儿子，但他已将正骨绝技传给了一点也不比自己差的侄子。他庆幸自己当初的选择，把郭树信培养在先。他相信儿子一定可以成为让他骄傲的正骨大师。

二、兄弟情深

论年龄，郭树楷和郭树信相差了整整一代；论辈份，这俩堂兄弟却是一辈人。在郭树楷心里，郭树信既是自己的堂兄，又像是自己的长辈。

郭祥泰辞世后，郭树信承担起抚养幼弟郭树楷的全部责任。他理解父亲晚年的心态，但他并不急于求成，而是先把郭树楷送进了私塾。

郭树信相信，要想成为一个好的正骨医生，就一定要多读书，一定要有文化，况且郭树楷还小，又正是学习和长身体的时候，所以他先把郭树楷送进学堂念书，等他长大些，再教他学正骨也不迟。正骨是自家祖业，学习正骨是早晚的事情。

光阴似箭，转眼间，郭树楷变成了毛头小伙儿，郭树信开始向他正式传授祖传技艺。或许是因为出生于正骨世家，郭树楷从小就对治骨疗伤很感兴趣，加上大哥郭树信手把手的悉心指教，他学习进步很快，逐渐成为了郭树信的左膀右臂，正骨技术也日臻成熟，很快便可以独立坐诊、遣方用药了。郭树信还指导郭树楷研读了许多医学经典，比如《黄帝内经》《刘涓子鬼遗方》《仙授理伤续断秘方》《医宗金鉴》等，让他从中华医学先贤智慧结晶的著作中汲取精华和营养，这些都为郭树楷今后的行医生涯打下了坚实的理论和实践基础。

郭树信没有辜负叔叔郭祥泰的重托，他终于把堂弟郭树楷也培养成了一代正骨大师。自古以来，祖传绝技"传男不传女，传内不传外"。郭祥泰将绝技传给了侄子，侄子又将绝技传给了堂弟，郭树信欣慰地笑了。

郭树楷到了弱冠之年，该成家立业了。郭树信又为郭树楷张罗起了婚事，比对自己的孩子结婚还要重视，直到郭树楷把一位知书达礼、年轻貌美的姑娘迎进了门，郭树楷才放下一桩心事。

郭家老宅在平乐北门里，因为家族人丁兴旺，老宅住不下，所以在平乐中街建了新宅。郭树信把新宅让给郭树楷，自己仍住在老宅。俗话说"长兄如父"，兄弟两人虽然不是亲生，但郭树信对待郭树楷比亲兄弟还亲。

成了家的郭树楷，也该有自己的事业。郭树信对郭树楷独立行医坐诊一事，十分放心：凭弟弟的正骨技术，完全可以自立门户了。

郭树楷给自己的医馆起了新的名字——人和堂，从此平乐正骨花开两枝，翻开了新的一页。

不安于小成，然后足以成大器；不诱于小利，然后可以立远功。

郭树楷从创立人和堂那天起，便立志要和郭树信的益元堂一起，把父亲郭祥泰传下来的祖业越做越大，越做越响。

事实证明，郭树楷虽然年轻，但正骨技术并不逊色，所以不论是"益元堂"，还是"人和堂"，都挤满了前来看病的患者，因为患者们知道"益元堂""人和堂"都是平乐正骨的正宗传人，一样的技艺精湛，一样的医风医德，都是平乐正骨的金字招牌。

"益元堂""人和堂"虽然同出一门，但也有竞争，正是因为有了竞争，才能促进"益元堂""人和堂"平乐正骨医术的不断提高，应该说，"益元堂"的兴旺发达，某种程度上也得益于这种竞争。而"人和堂"在多年以后，由于种种原因，特别是传宗接代的缘故，日渐式微，这是后话。

虽然，郭树楷的这一分支，后来没有郭树信那支人才辈出，事业辉煌，但也在一代代地传承，同样为平乐正骨的发展和壮大做出了贡献。对平乐郭氏正骨家族而言，他们也是平乐正骨的一个组成部分，都是平乐正骨的光荣与骄傲。

第五章　名声大噪

——第三代传人郭贯田

医不贵能愈病，而贵于能愈难病；病不贵能延医，而贵于能延真医。

明代张景岳

郭贯田（生卒年不详），字寸耕，号心灰，平乐正骨的第三代传人代表。

"郭氏家谱"记载："幼通灵素遐迩，知名少矢持事，继母克尽孝敬。弟贯朝早逝，遗子春三，教养成立纳入成。均视犹己出人，不知其伯父行也，理先世业外科犹精，其为人治病，阽陷危亡不著手成春，所谓生死而肉骨也。"

郭贯田子承父业，乃晚清时代的正骨大师。

郭贯田中年时应邀四处行医，无暇过问家中农桑之事。他医术精湛，曾为河南知府文悌之子和清廷贝勒（皇族）疗伤，被赏赐五品衔位。平乐正骨医术从此由民间传入宫廷，并名扬四海。其"门堂之间锦屏匾额不可胜数"。

晚年，郭贯田将平乐正骨八法和行医心得撰成《正骨手法要略》，传给四个儿子，使平乐正骨医术得以进一步发扬光大。

一、给文达看病

岁月的长河川流不息。年复一年，平乐正骨的传承，也随着时光流逝，传到了第三代传人郭贯田的手中。

较之先辈，郭贯田给人治病的故事流传甚广。出生于正骨世家、子承父业的郭贯田，知识渊博，功底扎实，对祖传的正骨绝技，达到了得心应手、出神入化的境界。

据"郭氏家谱"记载，郭贯田尤精外科，为人治病妙手回春，手到病除，"四方求医者车马填巷，门常如市，而不谄富不欺贫，当治病时恒以来到先后为序，瘳后绝不望酬，于是名声大噪"。

文悌，清末官吏，满洲正黄旗人，瓜尔佳氏，字仲恭。以笔帖式任户部郎中，出为河南知府。文悌有个儿子叫文达，是个骄奢淫逸的花花太岁，自持八旗子弟，随父亲来到洛阳后，经常寻衅滋事，惹是生非。一次在大街上，见一卖艺姑娘，要和人家比试高低。幸得围观人群之中，有一好汉打抱不平，出手相助。打斗之中，文达被那位好汉飞起一脚，踹在胸口，一下子跌出几丈远，竟将骨盆摔碎。

文公子被摔成重伤，惊动了整个河南。文悌任河南知府，早闻平乐郭氏正骨的大名，他立刻想到请郭家出手救治，郭贯田就这样走进了知府大院。

郭贯田来到文府，文悌见来人不是郭树信，而是一个年轻后生，心中不快，问道："老先生怎么没来？"

郭贯田回答："近日，家父身体有恙，让我替他来了。"

文悌只好把郭贯田领到儿子床前。文达因为伤痛，十分烦躁，正在歇斯底里地大闹："不治了，治好也是个残疾，你们就别费这个心了！"

郭贯田看了伤势，安慰道："文公子不用担心，我不会让你落下残疾。"听闻此言，骄横跋扈的文达安静下来。在郭贯田的眼里，恶人善人，都是患者。他专心致志地摸、捏、搓、摁、捻，拔伸牵引，旋转提位，摇摆叩击，推挤提按，再压棉，竹片夹，缚理定位，垫以砌砖，把平乐正骨的绝招都施展了出来。

看到郭贯田手法娴熟，整个治疗有章有法，文悌放下心来，挽留郭贯田在家住下，又延治了1个多月，文达病情大好，可以下地行动。宝贝儿子得救了，喜不自禁的文悌让家人付酬金两千两作为酬谢。郭贯田告诉文悌，祖上有家训，银两是坚决不能收的，文悌大为感动。

后来郭贯田寿辰，文悌又让文达亲自送来贺银两千两，郭贯田仍坚辞不受。文达哀求说："这是父亲大人的意思，你不收，我回去不好交差。"

郭贯田见状说："今年受灾严重，请你把这银子全买成粮食，在洛阳城里广设粥篷，赈济广大灾民好了。"

文达只好回去复命，文悌大为感叹："平乐正骨医术之高明，已亲眼所见；郭氏家族品德之高尚，也由此可见一斑。"于是，洛阳城中的这次赈灾活动成为一段佳话，流传至今。

二、给贝勒爷治伤

郭贯田医好了文悌儿子的骨伤，又拒收酬金，让文悌感激不尽和刮目相看，从此他视郭贯田为挚友，让自己两个儿子都认到了郭贯田名下，两家结为干亲。在封建社会，一个地方高级官吏与一个医学正骨世家结下这种情谊，实不多见。

1900 年 6 月，八国联军发动侵华战争，8 月 16 日攻陷北京。慈禧太后携光绪皇帝和众大臣仓皇逃往西安。

为了能早日恢复清王朝的统治，腐败无能的清政府向外国列强求和，最终签订了丧权辱国的《辛丑条约》，结束了这场战争。

1901 年 9 月 16 日，慈禧太后一行由西安返京，路过洛阳，河南知府文悌为了迎接两宫回銮，耗银三万两将周南驿扩建为行宫，并整修了洛阳城门和街道。慈禧太后和光绪帝先后祭拜了关林，游览了龙门，当晚住在了龙门东山脚下搭建的临时行宫。半夜，由于受到不明武装的滋扰，保护两宫的卫队中有一个贝勒意外受伤，造成骨折，而且伤势不轻。慈禧太后得知后十分震怒。文悌不敢怠慢，立即派人去请郭贯田，给贝勒爷治伤。

贝勒爷见郭贯田像一农夫，怀疑地问："你是正骨大夫吗？"

"这是我家祖传。"郭贯田坦然应答。

一旁引见的文悌连忙接嘴："他们家祖孙三代都是正骨高手。"贝勒这才放下心来。

经过郭贯田的精心治疗，贝勒爷的伤势很快见轻，但仍不能马上跟随慈禧太后和光绪帝回京，就留在了知府文悌安排的宅院，继续接受郭贯田的治疗。不出 1 月，贝勒的伤势基本痊愈，郭贯田神奇的医术让贝勒大为惊叹。临别之际，他再三提议，要引荐郭贯田到内宫做官，侍奉太后和皇帝。郭贯田连忙婉拒说："祖上遗训，郭家以正骨为本，谢谢贝勒爷的好意。"

回京后，这位贝勒爷向慈禧太后禀报了治伤经过，平乐正骨的神奇医术博得了慈禧太后的称赞。当时皇后患有足疾，久治不愈，遍征名医，文悌再次保举了郭贯田。因清廷规定布衣不能入宫，慈禧太后特赏赐郭贯田五品顶戴。郭贯田有了五品荣衔后，每年都要被朝廷招至宫中，给皇亲国戚医疗伤痛，成为民间兼职的御医。

三、郭家大院牌匾多

到过平乐郭家大院的人，都会被满院悬挂的大小牌匾所吸引，牌匾是郭家大院一道独特的靓丽风景。

在这牌匾的背后，是一个个感人至深的故事。"橘井泉甘霖行天下，杏林春暖惠及众生""手到病除，妙手回春""仁风膏雨，润物无声"，牌匾无言，却表达了无数患者对郭家的感激之情，也记录着历代郭家正骨大师们的精湛医术和高尚医德。无论是达官贵人，还是平民百姓，凡是受惠于平乐郭氏正骨的患者，无不对平乐正骨的"医者仁心"充满景仰和崇敬。

岁月悠然，风雨侵蚀，这些牌匾有的日渐式微，有的不知所踪，但每个被平乐正骨救治过、康复如初的伤病患者，心中都有一块永不褪色的牌匾。

在这众多牌匾中，有一块牌匾颇具传奇。

当年慈禧太后回京后，那位被郭贯田治愈的贝勒爷，为了感谢郭贯田的救治之恩，与河南知府文悌一道联名上奏，请朝廷赏赐郭家。慈禧太后也被郭贯田的仁德仁术所感动，于是亲自题匾赐给郭家。

郭家为人低调，处事谨慎，将这块匾额悬挂于内厅，轻易不示人，所以匾额上的内容，大都不被外人所知。由于郭家的正骨绝技和高尚医德为世人所知，又听说慈禧太后连夸郭贯田："好！好！"因此，外人推断，慈禧太后所提就是"好！好！"两字，这便有了民间流传慈禧太后的"好好匾"。

不过，据平乐正骨第六代传人郭维新回忆说："那匾我见过，后来悬挂在厅堂北墙过厅门的两侧，红底金字，上边写的是'太医院艺人'"。但是，"太医院艺人"似乎不通。估计是年幼的郭维新把"乙人"看成了"艺人"。"乙"是"一"的通假字，把"一"写作"乙"的目的，是为了防止他人篡改为"二、三"等，所以慈禧太后题的匾额，应该是"太医院乙人"，即"太医院一人"，意思是称赞郭家正骨绝技为朝廷效劳，天下无人可比。这与慈禧太后加封郭贯田为五品顶戴，每年到宫中看病，可谓相互印证。只可惜在"文革"中，红卫兵一把火烧掉了这块匾额，现已无法考证。

关于这块匾额，还有一个说法，那位贝勒回到宫中，向老佛爷禀报后，慈禧太后很是高兴，下旨嘉奖。河南知府文悌便派人给郭家送了一块匾额，上书"妙手回春"，匾额是慈禧太后的旨意，由文悌书写，也算慈禧太后赐匾。

是不是慈禧太后的亲笔赐匾并不重要，对平乐正骨的传人来说，老百姓的口碑，才是他们最为看重和珍惜的。

第六章　秘授正骨心法

——第三代传人郭鸣岗

医是讲学不是市道，故商贾贸迁之术无一书之传，而医家言则汗牛充栋。

清代陆九芝

郭鸣岗，字勇，生卒年不详。郭树楷过继之子，长期跟随郭树楷学习正骨医术。作为郭树楷的继子和徒弟，他将郭树楷和自己多年的正骨实践经验和医案，进行了系统整理和总结。1933 年，郭鸣岗秘授其侄郭耀堂所著的《秘授正骨心法》一书，集平乐正骨创始人郭祥泰和第二代传人郭树信、郭树楷医术经验之大成，成为不可多得的嫡传医学书籍，为平乐郭氏正骨留下了极其珍贵的文字记载。

一、过继之子

郭树楷的命运和父亲郭祥泰十分相似。

婚后多年，南院人和堂的事业虽日益兴旺，而他却一点也高兴不起来，无后的问题也始终困扰着平乐正骨第二代传人郭树楷。为了求子，他烧香拜佛，搜尽民间验方，可是夫人仍然没能给她生下个一男半女。

郭树楷愁肠百转。堂兄郭树信那边，早已人丁兴旺，子承父业，而自己还不知道这门的传承人在哪里。由于郭树楷和郭树信年龄悬殊，他不可能把郭树信的儿子过继给自己。万般无奈之下，他只好在所带的徒弟中挑选了一个，过继为子。困扰郭树楷很久的难题，终于解决了，尽管不那么天遂人愿，但也只能如此了。

郭树楷给继子改名为郭鸣岗。在此之前，郭鸣岗是郭树楷的徒弟，如今成为郭树楷之子，身份发生了重大变化。从表面上看，传子和带徒，差别不大，但实际上还是内外有别，性质大为不同。郭树楷也很难违背"传男不传女，传内不传外"的祖训。

身份的改变，不仅改变了郭鸣岗的命运，也直接影响到了他的学医和行医生涯，郭鸣岗深知自己肩负的重任。过去，郭树楷教什么，他就学什么，郭树楷不教的，或者弄不懂的，他也不敢多学多问。现在不一样了，他该学的学，该问的问，本来就很有灵性的郭鸣岗学到了很多正骨秘诀，很快便成为了郭树楷的得力助手。

除此之外，还有一个重大的变化，就是过去郭鸣岗到北院益元堂，说话办事总觉得自己是外人，如今他和郭家族人打交道，心里踏实多了。尽管没有血缘关系，但毕竟自己已经是郭家人了。

郭鸣岗过继给郭树楷之后，郭树楷亲自用毛笔正楷抄录了唐代孙思邈《千金要方》里的一段话，送给他共勉："若不读五经，不知有仁义之道。不读三史，不知有古今之事。不读诸子，睹事则不能默而识之。不读《内经》，则不知有慈悲喜舍之德。不读《庄》《老》，不能任真体运，则吉凶拘忌，触涂而生。至于五行休王，七曜天文，并须探赜。若能具而学之，则于医道无所滞碍，尽善尽美矣。"郭鸣岗明白郭树楷的良苦用心，他这是要求自己不仅仅学医，还要学经，要学会做人。

让郭树楷欣慰的是，郭鸣岗在过继之后，学医、行医的境界都上了一个新的台阶，这说明他选对了接班人。郭树信也为堂弟高兴，郭树楷这一脉的香火，也有传承人了。

二、秘授著述

在这个世界上，有许多事情很难说得清楚，不知道为什么命中薄子的命运，总是困扰着嫡系这一支的传承。

郭鸣岗过继给郭树楷之后，医术大有提升，事业顺风顺水，唯一不遂人愿的，仍然是膝下无子。好在侄子郭金锡（字耀堂）一直跟随着郭鸣岗学医治病，无法传子，便只有传给侄子了，这又是一个不得已的选择。

平乐郭氏正骨经过几代人的传承，无论是实践还是理论，都有了新的发展和提升，郭鸣岗觉得有必要把它整理成书，以流传后世。他决定将平乐正骨的医术秘授其侄郭耀堂，叔侄俩共同来完成这项任务。

1933 年的中国，战火连绵，动荡不安。为了防止发生不测和意外，郭鸣岗叔侄俩白天给人看病，晚上便关起门来著书立说，郭鸣岗口述平乐正骨心法，郭耀堂负责记录和整理。到了这年仲秋，叔侄俩的辛勤笔耕告一段落。四卷本，共 128 页的宣纸手抄本《秘授正骨心法》终于完稿。这是继郭树信所著《郭氏家训》和郭景田所著《正骨手法要略》之后的第三部正骨学专著，可谓平乐郭氏正骨传人的又一心血智慧的结晶。该书成稿的落款为：平乐园郭鸣岗先生秘授侄耀堂撰述，完稿时间为民国二十三年八月初九。

在《秘授正骨心法》中有如下记载："民国二十三年仲秋之月，著正骨心法既终卷，宜为序且记之。夫自著书而自为序，誉既不可让，又不必此序。颇难著笔。然而无难也，直言之，质言之可矣。正骨心法者何？既正骨术，得心应手之法也。盖世人竞谈正骨之善，莫过于平乐；而妙术之流传，则自身曾祖典公始。公讳尧民，道号完祀，名医传载之甚详。性慈善幻且清净无为，人幻之妙谛。时与仙人游，侍者饥，曾现拔茅煮食之异术。归述其事，相验无讹。嗣游蜀自峨眉山，道经终南；夜宿落雁峰，距天尺区。梦与群仙遇，相谈既久；唯与陈希夷言记忆最真；手出残书半卷，捡集成册。内详展筋接骨剥骨破腹洗肠之术甚详。沿习及身，世传四辈。虽身村业此者甚不乏人，要皆以身曾祖为起点。奇方手术，家传无替。屡次试之，百发百中。诚正骨者之益针，有人死复生之妙；不啻回天再造之功。以问于世，切宜珍宝，慎勿视为泛泛甚矣。是为序。"

《秘授正骨心法》共四卷，前三卷除包括《医宗金鉴·正骨心法要旨》的全部内容外，尚有定生死脉诀、方法大旨等小窍诀。其中归纳的正骨八法乃《医宗金鉴·正骨心法要旨》中摸、接、端、提、按、摩、推、拿的正骨八法。第四卷为经验诸方，包括展筋丹、接骨丹在内的内服外用方药56首，内容包括药物组成、剂量、用法及心得，其中一首是用药经验窍诀。书中还记有八大脱臼的临床表现和治疗方法等。

纵观平乐郭氏正骨的原始理论文献资料，不外乎两个出处。一则是侄系支郭贯田将祖传之正骨医术结合行医心得，撰写《正骨手法攻略》所载"辨症法、定槎法、压棉法、缚理法"等平乐正骨八法，内容独树一帜，近代其他书中无相关记载。后经第四代传人郭聘三"承祖父业，加以深邃恢宏，庞通灵素，折表诸先哲奥秘，成一家法，名闻海内""而郭氏医遂为中外所独有"。其后，第五代传人高云峰著《正骨学》，郭春园著《平乐郭氏正骨法》《世医正骨从新》，第六代传人郭维淮著《正骨学讲义》《简明正骨》《平乐正骨》，一系列著作相继问世，侄系支的理论建树和学术贡献被后人所称赞。

另一出处则是嫡系支。自郭鸣岗秘授郭耀堂著《秘授正骨心法》开始，一直到第六代传人郭汉章所著《实用正骨学》、郭焕章所著《伤科一百方》为止，嫡系支也一直同侄系支一样，从未停止过对平乐正骨理论的探讨和研究，也为平乐郭氏正骨的传承做出了贡献。

第七章　中国绝技

——第四代传人郭聘三

医者也，顺天之时，测气之偏，适人之情，体物之理。

清代吴瑭

郭聘三（1865—1929），字礼尹。在郭贯田的四个儿子中排行老二，是平乐正骨第四代传人的杰出代表（图7-1）。

"郭氏家谱"记载："世岐黄业至君，尤精时大河南北无间路，远近无风雨寒暑，求医者门外常如市，号位国手，由是名声大噪秦豫，诸大僚闻之奇，其求每不惮来自千里外，争为罗致且，俾有所矜式，以故倦者？者，不仁者，筋断而骨折者，得君一箸手，即若失而病者，殊一无所若，荐绅先生世族大蒙其感再造恩间，有以物仪享之未尝不酌，以义受若与之钱，辄欲之无吝色，盖不可以货取也。"

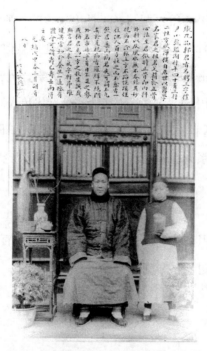

图7-1　郭聘三先生与儿子郭灿若合影

郭聘三自幼聪慧好学，从祖父郭树信和父亲郭贯田那里继承祖传正骨医术，30岁便成正骨名医，青出于蓝胜于蓝。他博览中医经典，尤其是骨伤科名著，取各家之所长，自成一家。他医术精湛，患者"不惮数千里"前来求医，重病患者"远至百日，或五六十日"，轻病患者"或十数日，或著手"即可痊愈，平乐方圆百里"无残废戕扎者"。

郭聘三代表着平乐正骨医术的又一个高峰。让人遗憾的是，郭聘三生前未将其医术著书立说，流传后世。

一、分挑重担

郭聘三兄弟四人，排行老二。

郭家是正骨世家，祖父郭树信和父亲郭贯田都是赫赫有名的正骨大师，郭家四兄弟从小跟祖父和父亲学习正骨医术。

郭家原本是祖父郭树信在家坐诊，父亲郭贯田则多数时间走南闯北，在外行医。郭树信过世后，郭聘三回到家中撑起了门面，他早出晚归，忙于应诊，无暇顾及家事。为了能让父亲和大哥安心行医，帮助分担家庭重担，郭聘三一度放弃了习医，在家中承担起种庄稼和照顾幼弟的责任。这样的辛苦劳作，一直到"诸弟成立能事事"，他才放下锄头，重操医生职业。

在四个儿子中间，父亲郭贯田最器重二儿子郭聘三，他悟性强，又最懂事，相比之下正骨医术也最高。对上门求医外诊的差事，郭贯田都让郭聘三出诊支应。郭聘三也从不让父亲失望，无论多么难处理的骨病，他都能手到病除，载誉而归。

郭聘三医术之高明，《洛阳县志》和清末孟津举人许鼎臣所编的《龙嘴山馆文集》卷九《郭礼尹先生墓道碑》有如下记载："聘三承祖父业，加以深邃恢宏，旁通《灵枢》《素问》，折衷诸先哲奥秘，成一家法，名闻海内。"在全面继承平乐正骨祖传医术的基础上，郭聘三还吸收其他正骨流派之长，融会贯通，自成一家，终成平乐正骨第四代传人中的集大成者。

对人体骨骼的整体研究，是郭聘三对平乐正骨的一大贡献。《郭礼尹先生墓道碑》记载："其法于明堂图。人之骨骼、筋骸、支节要会，莫不审查，抚摸而不差纤毫。"

为了弄清楚人体骨骼体系，郭聘三亲自绘制了人体骨骼结构图。令人称奇的是，郭聘三并没有学过解剖学，但他绘制的人体骨骼结构图部位精确，非常清楚，至于他为何能绘出这样精确的人体骨骼结构图，还有一个神话传说故事。

有一年寒冬，北风呼啸，天降大雪。郭聘三清晨出门，发现一个缩成一团的老乞丐冻僵在了自家门口。他急忙将老人抬回屋内，灌汤喂药，全力救治，老人得救后，对郭聘三的仁义之举深表感激。老人在郭家又将息几日，身体完全康复。

郭聘三又送老人一些干粮和盘缠，将他送至村口告别。

待郭聘三返回家中，突然发现老人的一卷书画遗忘在桌上，他急忙拿起画卷追出家门。老人尚未走远，郭聘三边追边喊，谁知这一喊不要紧，老人反而加快了脚步，一会便消失得无影无踪。

无奈之下，郭聘三只得回到家中，他打开画卷一看，大吃一惊，原来里面是一幅人体骨骼结构图。郭聘三又惊又喜，有了这幅图，将来对正骨会有多大帮助啊。郭聘三把它原样临摹了下来，又将原图保存好，待日后见面再还给那位老人。谁知老人再也没有回来，后人猜测，这位老人是为了感恩，特意将图留给了郭聘三。有了人体骨骼结构图，郭聘三的正骨医术更加精准有效，大大提高了患者的治愈率。

英国作家塞缪尔·斯迈尔斯有一句名言："有比快乐、艺术、财富、权势、知识、天才更宝贵的东西值得我们去追求，这极为宝贵的东西就是优秀而纯洁的品德。"从平乐正骨历代传人救治乞丐的故事中，让我们看到了平乐正骨传人心地善良、助人为乐的美好品德。

据《郭礼尹先生墓道碑》记载，郭聘三为患者正骨，"不用麻沸药，不用针刀刺砭刳割"，而是"揉之、捏之、推之、筑之、拳屈之、攀之、捞（拽）之，俯仰左右之或伸之，正之，平齐之，垫支之……内服汤药而外膏丹之，裹以布，围以批竹……时其静止、移动"。

虽是寥寥数语，但一代正骨大师的神奇医术和治病救人的感人场面，跃然纸上。

二、中国绝技

由于清政府的腐败无能，鸦片战争以中国的失败而告终，中国开始沦为半殖民地半封建的社会，中华民族遭受了沉重的苦难。随着国门被打开，西方医学逐渐传入中国。懂得西方医术的外国传教士，开始在这片古老的土地建立西式医院，传统的中医药遭遇了前所未有的危机和挑战。

郭聘三并不抱残守缺，并没有把西方的东西一概拒之门外。他善于接受新事物，对日渐兴盛的西医非但没有成见，反而认真地加以比较研究，从中发现各自的长处和短板。

离洛阳 100 多公里的郑州，有位叫亨利的美国传教士，在教堂附近开办了一个洋诊所。亨利是个科班出身的外科医生，他医术高明，刀伤骨折，溃疡化脓，风寒风湿，一概都能治好。渐渐地，亨利诊所的名声也传到了平乐正骨的郭家大院，引起了郭聘三的兴趣。

作为同行，既然不少人都说西医比中医好，那它究竟好在哪里？可不可以相互借鉴呢？郭聘三想认识一下这位亨利医生。

郭聘三决定到郑州去开办一个诊所，倒不是要和洋人比试高低，而是想学习西医的精华，提高平乐正骨的水平。哥哥郭登三却不同意，他认为，平乐正骨在洛阳早已创出了自己的牌子和天地，没有必要去凑那个热闹，万一要是比不过西医，岂不是自找没趣、丢人现眼？

郭聘三坚持要去，他对哥哥说："平乐正骨不能坐井观天，我们应该学习先进的东西，如果我们跟不上形势，平乐正骨就会落后，还是让我到郑州去会会这位洋医生吧。"

郭聘三来到郑州，前去拜访亨利医生。傲慢和偏见的亨利，瞧不起贫穷落后、处处挨打的中国，更不相信中医的草草棒棒可以治病救人。所以，当他听说洛阳平乐正骨的郭聘三前来求见时，竟然闭门不见。

郭聘三并不生气，也不计较。俗话说，同行是冤家，看来这个洋同行，没有脱离这个俗气。他在郑州安顿下来后，也办起了诊所，开始接诊患者。中、西医唱起对台戏，一时间成为郑州的新闻。

郭聘三一边给人看病，一边打探西医的特点。时间不长，他就学到了西医的一些看家本领。比如患者开刀消炎得用盘尼西林，伤者得用止痛片。这些药虽不能根治病痛，但一来服用方便，不用像中药那样煎熬，省去了不少时间和麻烦；二来见效快，比中药缩短了疗程。郭聘三在给患者诊治的过程中，也尝试使用一些西药，效果不错。于是，他让人在郑州采购了一批盘尼西林和止痛片，送回洛阳，让家人配合中药使用。

当亨利听闻，郭聘三在郑州的诊所患者很多，而且他也使用盘尼西林、止痛片这些西药，心中是又气又恨。他向那些西药经销商发出禁令：不许将药卖给郭聘三。

然而就在这时，却发生了一件意想不到的事情。

亨利的儿子杰克，在郑州郊外与人赛马，不慎摔断了一条腿，伤势十分严重。虽然亨利及时治疗，并且服用了盘尼西林，可伤口还是感染了。

根据自己多年的医疗经验，亨利感觉到了问题的严重性，现在如果不截肢，一旦伤口细菌扩散，那将危及儿子的生命。为了保全儿子的腿，亨利把能请到的西医专家都请来会诊，专家们一致认为，只有截肢，才能保全性命。杰克听说要锯腿，是宁死也不肯，亨利感到了一阵绝望。

"要不要请郭聘三来给少爷看看，或许他会有办法"，亨利的中国助手提出建议。这时的亨利，也顾不上脸面和尊严，毕竟保住儿子的腿要紧，他赶紧差人去请郭聘三。

郭聘三不计前嫌，认真地给杰克诊断后说："不用截肢！现在是伤口内部感染严重，需要及时排毒，不让毒素通过血管进入全身。只要把毒素排干净，再对断骨进行手法复位，不仅可以保住你儿子的性命，而且可以保全他的腿。"亨利将信将疑，但也实在没有再好的办法，加上杰克哭着闹着非要郭聘三医治，他也只得将儿子交给了郭聘三。

郭聘三先是用祖传药物清洗伤口，清除患处脓血，然后采用内外夹击的方式，既使用内服药，又使用外敷丹膏。为了让伤口早些愈合，他把药捻插入伤口排毒；在脓血排除干净，炎症完全消退后，郭聘三又开始为杰克行手法整复以接好断腿，然后缚以棉花、竹片包裹固定，最后用木板将伤腿垫起。整个治疗过程章法有致，环环相扣，让亨利大开眼界。

过了一段时间，郭聘三把竹片去掉，杰克拄着拐杖能走路了。亨利紧紧拥抱着郭聘三，连声夸赞："奇迹，真是奇迹！郭先生你真是太伟大了！"

1个月后，杰克完全康复了。亨利不无感慨地说："平乐正骨真是太神奇了，看来中国绝技，西法也不敢相比啊！"

这个故事真实地记录在了郭聘三的墓碑上："郑州有美医士之子坠马绝骨，医士以美法，须锯膝以下乃可活。延聘三先生，先生用手法医之，患者无痛苦，且弥月而起如常，美医士叹曰：'中国绝技，西法不敢望焉！'"

第八章 叔侄传承一家人

——第四代传人郭金锡

夫医者，非仁爱之士不可托也，非聪明理达不可任也，非廉洁淳良不可信也。

晋代杨泉

一、生平简介

郭金锡（1903—1970），字耀堂，号化番，郭鸣岗之侄。幼念私塾十年，受过十七年的家传身教，习医正骨，并博览中医各家名著，取其精华，融会运用，他将灵巧的正骨手法与内科诊治结合，应用于临床，收效颇佳。不仅如此，他还擅长杂病（慢性疼痛、风湿、劳损）的诊治，然而好景不长，后来他染上了吸毒，逐渐不务正业。

洛阳解放后，政府对其关怀帮助，郭耀堂的毒瘾戒除，重振精神的他再操医业。求诊之人络绎不绝，患者来自陕西、河南、山西、河北、山东、四川、甘肃、青海、新疆、内蒙古等全国各地，这让郭耀堂声名重振。1958 年，他两次应邀到北京，给罗荣桓元帅和公安部部长罗瑞卿治病。离京时，他用自己所得酬金，购买药品分发乡里，颇受群众赞扬。

1956 年初，郭耀堂接受政府动员参加工作，任洛阳市第二人民医院骨科主任、主任医师。

晚年的郭耀堂，不顾身患肝硬化和高血压等疾病，仍坚持到山西巡回医疗。后因肝癌医治无效，于 1970 年病逝。

在学术上，郭耀堂除骨科成绩最突出外，还擅长中医治疗破伤风和风湿病。

二、人间正道是沧桑

也许是命运的安排，人和堂这一脉到了郭鸣岗这里，还是命中无子，便只好收侄儿郭耀堂为继子，以作为平乐郭氏正骨的传承人。

年幼的郭耀堂从记事起，除了感受到父母的宠爱外，还有伯伯郭鸣岗那不同寻常的疼爱。

郭耀堂记得，是伯伯郭鸣岗送他读的私塾。买书本，以及给先生的学费都是伯伯郭鸣岗出的钱，而且他念的私塾比别的学生时间都长，前后整整 10 年，这在当时的乡野，是非常少见的。

郭耀堂还记得，在读私塾的 10 年间，几乎每天晚上，郭鸣岗都要给他讲授一些正骨的知识和技巧。尽管小小年纪听不太懂，但伯伯总是不厌其烦地讲授。久而久之，郭金锡逐渐开窍，也理解了伯伯的良苦用心。

10 年私塾的寒窗苦读，17 年的家传亲授，郭耀堂不仅熟读了四书五经，也博览了中医各家名著，更汲取了平乐郭氏正骨的精华真传。功夫不负有心人，郭鸣岗倾注满腔心血，将郭耀堂培养成平乐正骨第四代继承人的愿望终于实现。郭耀堂也不负众望，成为了平乐郭氏正骨的一代名医。

1933 年，对郭耀堂来说，是非同寻常的一年。这一年，作为平乐郭氏正骨的第四代传人，郭耀堂自立门户，独立坐诊，他的行医生涯翻开了崭新的一页。

光阴荏苒，1956 年初，政府组建洛阳市第二人民医院，除了抽调其他医院的一些医务人员外，也到郭家大院动员，希望郭氏家族成员能够支援新建的医院。

时年 53 岁的郭耀堂，作为行医多年、经验丰富的老中医，正是新建的第二人民医院所渴求的人才。经过慎重考虑，郭耀堂积极响应政府的决策，来到了洛阳市第二人民医院（以下简称"二院"），担任骨科主任和主任医师。

公立医院的招牌，平乐郭氏正骨的渊源，使得郭耀堂在二院如鱼得水，有了施展自己医术的更大平台。

自从郭耀堂来到二院后，二院的骨科名声大振，许多天南海北的患者慕名而来。显著的疗效，使郭耀堂的大名传到了北京。

1958 年，郭耀堂应邀进京，为罗荣桓元帅和公安部部长罗瑞卿治疗骨科疾病，收到了很好的治疗效果。两位首长十分满意，都给予郭耀堂以很高的评价，他们称赞平乐郭氏正骨的疗效神奇，名不虚传。临别之际，两位首长一再叮嘱郭耀堂，一定要把平乐郭氏正骨好好地传承下去，让更多的老百姓受益。

离京时，郭耀堂没有给自己购买任何衣物，也没有给家族老小带回任何礼品，而是在北京购买了一些乡亲们急需的药品，回来后分发给乡邻。多年之后，那些得到恩惠的乡亲们的后代，提起此事，仍是心存感激，念念不忘。

在传承平乐郭氏正骨医术方面，郭耀堂不自私、不保守，在二院主动举办平乐正骨学习班，毫无保留地向学员传授平乐郭氏正骨技术，讲义就是从伯父郭鸣岗传下来的《正骨心法》。他带出了一批异姓徒弟，时至今日，二院骨科的关键岗位上，都有平乐正骨弟子们忙碌的身影。

晚年的郭耀堂，身患高血压、肝硬化等多种疾病，但只要工作需要，他便将自己的疾病抛之脑后。医院组织医疗队到山西巡回医疗，组织上考虑到他体弱多病，没有将他编入医疗队，但他听说后，执意要求参加，院方拗不过郭耀堂的请求，只得批准他"量力而行"。

在山西巡回的日子，郭耀堂和医疗队一起，四处奔波，辛苦操劳。巡回还未结束，他的病情因为加重，不得不返回洛阳。长期的肝硬化，加上劳累，郭耀堂后来被确诊为肝癌，经医治无效，于1970年病逝。

第九章 人生的选择

——第五代传人郭景星（上篇）

人知君相不易为，不知医士不易为。

清代尤乘

郭景星，字灿若（1895—1950），平乐郭氏正骨第五代传人，中医正骨的一代宗师。

郭灿若少年随父行医，经父言传身教，成年已具名医之资，后经数十年实践，在前辈手法的基础上，总结出了"辨证、定槎、压棉、缚理、拔伸、砌砖、托拿、推按"等正骨八法。

1926年，郭灿若和高云峰结为伉俪。

1930年，郭灿若患重病——鼓证（肝硬化）。因其子郭维淮不满1岁，郭灿若恐祖传绝技失传，故将郭氏正骨医术传授给妻子高云峰。

郭灿若医术高超，医德高尚，全国各地求医治伤者络绎不绝。

抗战时期，洛阳是中国第一战区长官司令部驻地，国民政府抗日将领云集。军政要员胡宗南、卫立煌、赵寿山、孔从洲均邀请过郭灿若为其诊治，郭灿若由此驰名遐迩。

1945年12月13日，国民党战区司令长官胡宗南、河南省政府主席刘茂恩，联名赠送郭灿若、高云峰夫妇"妙手灵丹使海内疲癃残疾无遗憾，奇方秘授超古人和缘岐仓而专家"屏联以示赞颂。

1950年，郭灿若病逝于上海。

一、娶妻高云峰

古人云：不孝有三，无后为大。在讲究孝道的中国封建社会，如果谁家没有后代，断了香火，那就是对父母最大的不孝，不仅让族人看不起，也让乡邻耻笑。人丁兴旺是每一个家族的最大期盼。

平乐郭氏正骨的第五代传人郭灿若先后取过两房媳妇，可惜都没有给他留下一儿半女就撒手人寰。眼见着30多岁了还未能育有子女，郭灿若终日郁郁寡欢。如果在自己这儿断了老郭家的后，百年之后有何颜面去见列祖列宗，自己这一身的正骨绝活又传给谁呢？

自郭灿若的二夫人去世后，来提亲的人走马灯似地来了一拨又一拨。郭家在平乐是名门望族，正骨世家，又是大地主、大乡绅，人脉广，经济实力雄厚，不少国民党高官都是郭家的座上客，国民党上将张钫和河南省政府主席刘恩茂与郭家过从甚密。

郭家看病不要钱，而且热心公益，为乡亲们办过不少实事、好事，因此有很好的口碑，很受乡邻尊敬。能和郭家攀亲，是很多人家的愿望，这其中就包括孟津县朝阳乡高沟村的高老板。

高老板有一闺女叫高爱珍，20岁仍待字闺中，在旧社会，女子十五六岁就出嫁了，20岁还没有寻到婆家，那真的就是困难户了。俗话说"女大不中留，留来留去留成愁"，高老板嫁闺女的心情有多么迫切，可想而知。

要说闺女迟迟嫁不出去，那责任全在高老板，高爱珍的长相没得挑，尤其是慈眉善目的面相，活脱就是观世音在世。高爱珍是独生女，高老板的掌上明珠。在女儿的婚事上，高老板是挑三拣四，导致高不成低不就。旧社会不准自由恋爱，谈婚论嫁全凭父母做主，一来二去，便把闺女的婚姻大事给耽误了。

高沟村离平乐村有15公里，高老板是个生意人，日子过得还不错，但经济上不能和郭家相比，属门不当户不对。闺女虽端庄秀美，但毕竟是大龄剩女，和二八佳人相比不占优势，就凭这两条，高老板似乎很难和郭家攀上亲。

缘分妙不可言，高老板最后能在众多提亲者中胜出，都应归功于高家的媒婆。高家媒婆绝对是说媒的高手，她知道郭家的软肋在哪儿，郭灿若这次娶媳妇，生儿子、续香火才是第一位的，其他都不重要。这门亲事成不成，关键在于郭灿若的母亲，只要郭老太太能点个头，这婚事就成了一多半。

在郭家，媒婆巧舌如簧，先是把郭家的各种好夸了一遍，讨得老太太欢心，然后主打生育牌说："你们郭家娶亲图的不是钱，也不是千金小姐，图的就是能给老郭家生个大胖小子的媳妇，对不对？"善于察言观色的媒婆，见老太太不住地点头，便顺势说道："高老板的闺女年龄是大了点，但五官端正，皮肤白嫩，体态丰盈，不仅长相旺夫，生儿育女的能力也绝不在话下，等你老人家抱上大胖孙子，一定别忘了请我喝满

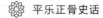

月酒啊！"

媒婆话虽不多，但句句让老太太受用，好像只有娶了高老板的闺女，老郭家才能子孙满堂，人丁兴旺；好像只要娶了高老板的闺女，第二天就能抱上大胖孙子似的。

最后媒婆还打起了包票，吹嘘自己保了这么多年的媒，还从来没看走过眼，让郭家人尽管放心。老太太听得心里高兴，其他问题都忽略了。

坐在一旁的郭灿若，也被媒婆说得心动，不过他提出一个条件，就是要到高沟村亲眼见见高姑娘。

在那个年月，夫妻都是进了洞房才能见面，哪有男方到女方家相亲的道理，高家媒婆是个机灵人，她了解郭灿若的心思，也把好了高老板的脉，便让郭家听消息，拿了赏钱，便起身告辞了。

起初，听说郭灿若要上门相亲，高老板是一百个不同意。自古以来，就没有这样的规矩，老郭家要是相不中自己的闺女，老高家这面子往哪儿搁，以后闺女还怎么嫁人。

可是，高老板架不住媒婆的撺掇，仔细一想，媒婆说的也在理：闺女这么大年龄了，好不容易遇上这么一桩美的婚事，要是黄了今后再上哪儿找去。

当爹的想通了，闺女的工作就好做了，高爱珍虽觉得这样相亲很没面子，但她也想看看未来郎君长啥样，也就半推半就地答应了。

为了顾及高家的面子，媒婆又想出一个两全其美的办法。她让另一女子陪着高爱珍站在自家门楼上，郭灿若和母亲是路人经过，双方便可很自然地见上一面。

相亲那天，高爱珍从上往下，把郭灿若看得清清楚楚。郭灿若高大的身材，温和敦厚的形象让她怦然心动。再说这边，还没等郭灿若看清哪个是高爱珍时，两个女子一闪便没了踪影，倒是郭灿若的母亲，把未来儿媳妇看了个清楚。老太太笑容满面，一锤定音："我相中了，这就是我要的媳妇！"

郭家是名门望族，郭灿若娶亲自然是风光热闹。成亲那天，好不容易等到宾客散尽，新人入了洞房，郭灿若这才迫不及待地掀开了新娘的盖头，霎时，他被新娘的美貌惊得呆住了：眼前的新娘，不正是梦中要找的佳人吗？郭灿若顺势把娇妻揽入了怀中，然而，此刻的郭灿若绝对想不到，就是这个媳妇，不仅给他生了个大胖小子，而且也成为了一代国医大师，郭家的祖业在他们母子手中又推向了一个新的高度。

郭家是个大家族，老老少少几十口人都生活在一个大院里。高爱珍的确与众不同，她为人厚道，心地善良，处事公道，顾全大局，从不为一些家庭琐事斤斤计较，她尊敬长辈，爱护孩子，亲近妯娌，与亲戚们相处地十分融洽，很快就赢得了郭家人的喜欢。媳妇会处事，郭灿若自然也十分高兴。

在封建社会，"女子无才便是德"，高爱珍没有上过学，是个目不识丁的农村媳妇，但是她喜欢有文化的人。

在婆家，她闲来无事便拿起笔墨，依葫芦画瓢地练字，还缠着丈夫教她读书识字。郭灿若发现自己的媳妇心灵手巧，很多东西一学就会，特别是教她抄写药方，几遍就能熟记于心，郭灿若心想，媳妇这么聪明好学，只可惜是个女子，不然一定是读书的料。

嫁到郭家第三年，高爱珍果然不负众望，给老郭家添了一个大胖小子，取名郭维淮。儿子的长相酷似他爹，简直就是一个模子刻出来的，郭老太太的心里乐开了花，整天抱着孙子，逢人便夸，心里跟吃了蜜似的。郭灿若中年得子，扬眉吐气，走路腰板都挺得直直的，看病之余，经常是满心欢喜地看着儿子。高爱珍是有功之臣，她在郭家的地位也更巩固了。（图9-1）

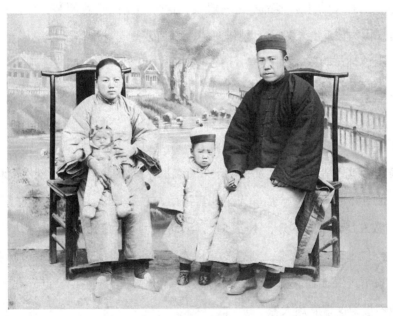

图9-1 洛阳平乐正骨第五代传人郭灿若、高云峰夫妇与子女合影（1932）

二、给胡宗南看病

在郭灿若夫妇房间里，有一幅引人注目的屏联，上面题词为："妙手灵丹使海内疲癃残疾无遗憾，奇方秘授超古人和缘岐仓而专家。"遒劲有力的书法，恰到好处的点评，完美地诠释了郭家神奇的正骨医术，而联手赠送这幅屏联的人，一个是胡宗南，另一个是刘恩茂。

胡宗南，何许人也？黄埔一期毕业，陆军一级上将，蒋介石最宠爱的军事将领。

刘恩茂，何许人也？保定军校毕业，河南省政府主席。

两个在民国赫赫有名的人物，为何要给郭家题联？

原来，郭灿若从小被父亲宠爱，经常被父亲带在身边，走南闯北，所以他也喜欢行走江湖，增长见识，开阔眼界。

郭灿若很像他的祖父和父亲，由于医术高明，经常被达官显贵请去看病，也因此结识了不少国民党高官。

刘恩茂，河南巩义人。巩义县与孟津县相距不远，刘恩茂大郭灿若三岁，两人年轻时私交就很好，郭灿若经常受邀到他那里为人看病。

一天，刘恩茂请他为朋友看病，但并未介绍其身份。郭灿若也不过问，看完病，开了药方，这才留意打量了一下，只见那人坐姿端正，谈吐不俗，颇有几分军人气度。郭灿若知道，刘恩茂的座上客都不是一般人，这位朋友虽身着便装，但很有可能是一位军队高官，因为彼此并不熟悉，稍作寒暄，郭灿若便起身告辞了。

几日后，郭灿若再次被刘恩茂邀请，在刘府又见到了那位朋友，那人主动迎上前来握手，感激地说："按先生的药方，只服了三剂，这病就好了多半。以前也请多人瞧过，但终不见效。先生神医，名不虚传啊！"

郭灿若自谦地说："有效就好，有效就好，先生过奖了。"

为了表达感激之情，这位朋友在洛阳最有名的水席饭店，宴请了刘恩茂和郭灿若。

席间，他对郭灿若说："今后郭先生如需帮助，尽管开口，胡某愿意效力。"郭灿若回答："治病救人是郭家的本分，不必回报，感谢先生一片好意。"胡先生大为感动，称赞郭灿若仁德仁术，堪称楷模。刘恩茂知道郭家热心公益，乐善好施，便问筹办洛阳弘道中学的事情进展如何。虽然资金尚有缺口，可郭灿若还是说，已筹办齐备，就等开工了，他不想为这事麻烦人家。

直到胡宗南和刘恩茂派人将屏联送到郭家，郭灿若这才知道，那位胡先生就是大名鼎鼎的胡宗南。

第十章　命运的归宿

——第五代传人郭景星（下篇）

一、到上海避难

1948 年，人民解放战争的隆隆炮声震撼着中国大地，在全国各个战场，人民解放军以摧枯拉朽之势，对国民党反动派发起全面进攻。

1948 年 3 月，华东野战军第 3、第 8 纵队和晋冀鲁豫野战军第 4、第 9 纵队，完成了对洛阳的军事包围，解放洛阳的战役即将打响。

就在解放军准备攻城之际，郭灿若却心神不宁，坐卧不安。共产党就要来了，自己是走是留，是他这几天反复思考的问题。

郭灿若身为一介名医，他为何害怕共产党？

自古以来，名医通政。郭灿若是民国时期的正骨大师，给许多国民党高官看过病，也结识了一些国民党要员。平乐是一个盛产棉花的地方，郭灿若利用和国民党官员的关系，做有棉花生意，家里还开有棉花行和钱庄。

郭灿若是个走南闯北，见多识广的人，共产党在解放区斗地主，打土豪，分田地，搞土改，这些他是知道的。

共产党来了，如果找自己的麻烦，怎么办？

郭灿若思来想去，觉得三十六计走为上计，先出去避避风头再说。

郭灿若把自己的想法告诉了妻子，在这兵荒马乱的年代，高云峰（高爱珍学医时，郭灿若给她改的名字）也着实为丈夫担心。

郭灿若后悔不该和国民党要员走得太近，更不该和他们合伙经商，如果当初只是悬壶行医，何至于今天东躲西藏，妻离子别，背井离乡？现在说什么都晚了，这世界上什么都有卖的，就是没卖后悔药的。

高云峰更舍不得丈夫离开，她劝丈夫不要走，她对丈夫说，到时候咱们把家里的财产都捐献给共产党，只看病不做生意，共产党不会为难你的。但是，内心恐惧的郭灿若，执意要到上海躲一躲，高云峰只好同意。她想，等局势稳定后丈夫再回来也行。

郭灿若转身从夹墙里拿出一个金匣子，放在妻子和儿子面前，这个金匣子，高云峰以前见过一次，当时丈夫不肯说匣子里装的是什么宝贝，也不让她多问。

现在，金匣子就摆在自己面前，郭灿若开口说出了其中的秘密。原来，这金匣子里装的是郭家祖传五代的正骨秘籍，那是郭家几代人的血汗和智慧结晶，只有郭家的正骨传人才可以使用，平时都锁在这金匣子里，绝对秘不示人。

郭灿若让母子二人对天发誓，一定要保管好祖传秘方，决不告诉任何人，生活再困难也不能变卖它。看到母子发完誓言，郭灿若这才把金匣子交到高云峰手里，他伤感地对妻子说："我把祖传的正骨绝技传授给了你，今天又把祖传秘籍交给了你，这都是违背郭家祖训，大逆不道的行为，以后老祖宗怎么惩罚我，我都得认领。"

接着，他又说道："我这一走，也不知道还能不能回来，希望今后你能把这个家撑起来，把祖上的手艺传授给咱们儿子，这样我也就放心了。"

高云峰安慰丈夫说："不要担心家里的事情，我会照顾好老太太和咱们儿子的，儿子将来也一定会成为正骨高手。过了这阵子，儿子还等你回来教他学正骨呢"。

郭灿若心里明白，自己患有鼓证（肝硬化），这一去，恐怕真的回不来了。郭灿若伤心地哭了起来，高云峰和儿子也在旁边不停地落泪。

郭灿若就这样匆忙地离开了家，到上海避难去了。

二、客死他乡

1950 年初春，中华人民共和国成立前夕，一代正骨宗师郭灿若在上海去世。不过他不是死于鼓证（肝硬化），而是死于脑中风或心肌梗死。据说，那天早晨郭灿若起床洗脸，端着脸盆突然就倒在了床上，便再也没有起来。

郭灿若是带着遗憾走的，他没能像前辈那样，把自己多年的正骨经验整理成书，也没能完整、系统地将祖传正骨绝技传授给儿子郭维淮。但不可否认的是，他是中国中医正骨史上重要的杰出人物，他把平乐郭氏正骨推向了一个新的高峰。他的英年早逝，是中医正骨界的一大损失。

噩耗传回平乐，郭家大院一片哀嚎，高云峰放声大哭，悲痛欲绝。但人死不能复生，眼下要紧的，是怎样处理好后事，让郭灿若的灵柩回归故里，入土为安。

要把郭灿若的灵柩，从千里之外的上海运回洛阳，谈何容易？

郭灿若身份特殊，和共产党既没有交情，也没有贡献，在铁路运力紧张的上海，谁愿意为这样一位人物开方便之门，这似乎就是一件不可能完成的任务。

然而，事情出人意料地解决了。

　　1950 年初春的一天，一趟从上海出发的列车，朝着洛阳方向风驰电掣般地开来。

　　披麻戴孝的郭家人早就等候在白马寺火车站，因为今天是运送郭灿若灵柩回洛阳的日子。

　　共产党真的会把郭灿若的灵柩送回来吗？将信将疑的高云峰心里并没有底。就在郭家人翘首盼望的时候，远处传来"轰隆、轰隆"的火车声，不多久，只听"咣当"一声，一趟列车停在了白马寺车站。

　　当人们把灵柩从车上缓缓抬下来时，激动的郭家人齐刷刷地跪在地上，一个劲地给列车服务员磕头谢恩。

　　火车又徐徐启动，向远方飞奔而去。郭家人这才如梦方醒，号啕大哭着，把郭灿若的灵柩迎回了平乐村。

　　看热闹的人群议论开了："还是郭家能耐大，肯定是把列车买通了，没想到新社会也能'有钱使得鬼推磨'。""郭家在上海有商行，有银号，做的是大买卖，只要肯花钱，什么事情办不成？"

　　人们的猜测不是没有道理，因为白马寺只是一个四等小站，长途列车从不在此停留。

　　但是，这些话经不起推敲，列车运行有固定时间和停靠站点，这是常识。刚成立的新中国，为防止阶级敌人搞破坏，对列车的管制相当严格，如果没有通过审批，谁敢承担这样的责任？

　　郭灿若的三叔、四叔是这件事的经办人，高云峰向他们问过此事。据他们说，在上海铁路部门，无论找谁，给多少运费，都没人敢应承这事儿。有人让他们去找陈毅市长，说这么大的事儿，陈毅市长不点头，谁做得了主？

　　陈毅是新中国第一任上海市市长，那时上海刚解放不久，陈毅市长日理万机，怎么可能为这事接见他们。再说，他们也没这个胆量去找陈毅市长。

　　就在万般无奈的时候，突然有一天，来了一位铁路部门的军代表，告诉他们：经请示，首长同意了他们的要求，让通知家属准备接车。并征求他们的意见，问车停靠在哪一站更为方便。和洛阳站相比，白马寺站离平乐村最近，最后就确定停在白马寺车站。

　　这真是意想不到的结果，郭灿若的叔叔感恩戴德，表示一定要见见首长，当面表达谢意，这被军代表婉言拒绝了。他们又问，是不是陈毅市长同意的？军代表没有正面回答，只是说郭灿若交往的都是国民党要员，没有首长的同意谁敢放行。

　　究竟是哪一位首长？郭家至今没有答案。

　　但是，共产党对郭家的大恩大德，高云峰和郭维淮却永远铭记在心里。

第十一章　谁说女子不如男

——第五代传人高云峰（上篇）

今之明医，心存仁义，博览群书，精通道艺，洞晓阴阳，明知运气。药辨温凉，脉分表里，治用补泻，病审虚实，因病制方，对症投剂，妙法在心，活变不滞。不炫虚名，唯期博济；不计其功，不谋其利；不论贫富，药施一例。起死回生，恩同天地。如此名医，芳垂万世。

明代龚信

一、生平简介

高云峰（1906—1976），河南省洛阳县海资乡高沟卞村人（今孟津县朝阳乡高沟村）。

1926年，与平乐郭氏正骨第五代传人郭灿若结为伉俪。

1929年，生子郭维淮。

1930年，高云峰冲破封建陋习，跟随丈夫郭灿若学习平乐郭氏正骨医术。经过十几年的刻苦学习，她悉数掌握了平乐郭氏正骨精髓，随后便独立坐诊，悬壶济世，成为平乐郭氏正骨的第五代女传人。

1950年，平乐郭氏正骨第五代传人郭灿若在上海去世。高云峰独立承担起郭灿若的事业和传授儿子郭维淮的双重使命。

1952年，在党和政府的感召下，高云峰母子毅然将平乐郭氏正骨祖传秘方捐献给国家，造福人民。1952年，高云峰被推选为县、省的人大代表。高云峰积极响应国家公私合营的号召，多次表达建立公立医院，实行公私合营的强烈愿望。

1956年元月，高云峰作为全国政协二次会议特邀代表，在北京受到了毛主席、周总理的亲切接见。毛主席勉励她："多带徒弟，好好为人民服务。"

1956年9月，在政府的关心和支持下，高云峰创建洛阳专区正骨医院（现为河南省洛阳正骨医院），任医院院长。平乐郭氏正骨实现了从"家学"到"官办"，从乡间诊所到现代医学殿堂的重大转折。

1958 年 9 月，高云峰创建中国中医正骨高等学院——河南省平乐正骨学院，任学院院长。为国家培养了大批正骨医学人才，为中国正骨学事业做出了卓越的贡献，是中国中医骨伤医学高等教育的重要奠基人。河南省平乐正骨学院被誉为新中国正骨学界的"黄埔军校"。

1959 年 3 月，高云峰创建中国医学科学院河南分院正骨研究所（现为河南省正骨研究院），任研究所所长。在她的领导下，中医骨伤研究和技术创新取得了一系列重要成果，为社会做出了重要贡献。

1959 年，高云峰被选为全国人大代表、全国政协委员、全国妇联执委。

1966 ~ 1976 年，在"文革"中，高云峰被污蔑为"反动学术权威""地主分子"，受到非人的摧残，胳膊被扭断，瘫痪在床多年。

1976 年 6 月 3 日，高云峰含冤辞世。

1981 年 7 月 27 日，河南省卫生厅党组为著名正骨专家高云峰平反昭雪，恢复名誉。

在 40 年的从医生涯中，高云峰恪守"悬壶济世，大医精诚"的理念，用其执着的信念、勤奋的努力、开阔的视野、不懈的追求、无私的奉献，演绎着传奇的人生，成为闻名遐迩、德艺双馨的一代大医。

二、随夫学正骨

话说郭灿若得子还没高兴两年，脸上又布满了愁云。原来，郭灿若患上了"鼓证"（肝硬化），经多方医治见效甚微，身体每况愈下。

老祖宗郭祥泰传人的故事，郭灿若是知道的，虽然自己的曾祖父郭树信不是郭祥泰亲生，但因为正骨术学得早，所以技术掌握得全面；而郭祥泰的亲生儿子郭树楷因出生晚，学习正骨医术也晚，所以直到郭祥泰去世，正骨医术也不如郭树信高，可以说，郭祥泰是带着遗憾离开的。

再后来，郭树楷又因无后，南院"人和堂"正骨医术逐渐式微，比不上北院"益元堂"了。郭灿若担心悲剧在自己身上重演，所以整日心事重重，愁眉不展，他经常抱着儿子喃喃自语："儿子啊，你快快长大吧，爹可盼着你早日接班呢！"

高爱珍最了解自己的丈夫。有一天，她对郭灿若说要学习正骨，理由是学会了可以替他独当一面，今后还能教儿子学正骨。郭灿若听了这话，头摇得像个拨浪鼓，说：

"不行，'传男不传女'是郭家的祖训，更何况你是郭家的媳妇，让人知道还不得被骂死，这事儿根本就不可能。"

高爱珍也不强求，她让丈夫好好考虑一下。夜深人静，郭灿若躺在床上翻来覆去睡不着，他觉得媳妇的话不无道理，这恐怕也是目前唯一的办法。后继有人和祖宗规矩相比，当然是前者更为重要，先教会自己的媳妇，再让她当个二传手，这样儿子不就能顺利继承祖业了吗，老郭家的正骨绝技绝不能在他这一门失传。

"让别人骂去"，郭灿若打定主意要教媳妇学正骨了。

"跟我学正骨，她要面临多么大的压力啊！"郭灿若不由得佩服起高爱珍的勇气来。

在旧社会，封建礼教要求妇女"三从四德"，媳妇在家孝敬公婆，相夫教子，操持家务，才是天经地义的事情，"三寸金莲"的小脚让女人大门不出，二门不迈。高爱珍这样一个郭家大院养尊处优的小脚阔太太，放着好日子不过，要悬壶行医，给赤身露体的男人正骨，在那个时代，是一件多么让人难以想象的事情。

丈夫愿意教自己学医，高爱珍自然非常高兴。

郭灿若是个有文化的中医先生，媳妇要行医，他便给媳妇改了一个响亮的名字——高云峰。因为名字叫得响，才容易打出名号。

郭灿若哪里知道，就是这个高云峰，在新中国的中医正骨史上写下了多么光辉灿烂的一页。

高云峰学医的第一天，郭家大院就炸开了锅，说什么难听的都有，什么不遵祖训、破坏祖制啦，什么不守妇道、败坏门风啦，甚至有人让郭灿若休了高云峰。

在旧势力的压迫下，高云峰也一度打过退堂鼓，好在有丈夫的支持和鼓励，她才坚持了下来。

几番寒暑，几度春秋，功夫不负苦心人，在郭灿若的悉心指导下，高云峰凭着自己的聪明才智和刻苦勤奋，经过几年的艰苦磨炼，不仅学会了识文断字，学会了背药方，还当起了郭灿若的助手，并逐步掌握了平乐郭氏正骨医术的精髓，逐渐独立坐诊，悬壶济世。这中间，她所付出的辛苦，是常人难以想象的。

抗日战争前后，由于郭灿若疾病缠身，郭家主要靠高云峰给患者看病以支撑门面。

宝剑锋从磨砺出，梅花香自苦寒来。

在郭家大院那棵大槐树下，高云峰最终接替了丈夫郭灿若，成为平乐郭氏正骨的第五代传人和一代享誉海内外的国医大师。患者对她的称呼，也由"高姑娘"到"高大娘"，再由"高老婆"到"高院长"。

高云峰破茧成蝶，华丽蜕变。

三、给卫立煌母亲看病

高云峰为卫立煌母亲疗伤的故事，颇具传奇色彩。

卫立煌，蒋介石"五虎上将"之一，陆军二级上将。1939 年，卫立煌任第一战区司令长官兼河南省政府主席。

卫立煌的母亲患腰椎疾病，下肢瘫痪，大小便都不通畅，曾一度卧床不起。

卫立煌是个孝子，为给母亲治病，他四处求医。一天，卫立煌请人邀请郭灿若来给母亲会诊，可事不凑巧，偏赶上郭灿若外出，第二天仍没回来。为了不得罪这位国民党高官，高云峰就代替丈夫前去给卫母看病。

高云峰不善言辞，又不会打扮，看上去就是一位普通的农村妇女。那时高云峰的名气远没有郭灿若大，卫立煌很是失望，招待也不那么热情，甚至有点冷落。

高云峰给老太太瞧了病，开了药方，便告辞而去。

卫立煌觉得纳闷，怎么没见问诊就开了药方呢？再拿起药方一看，字迹潦草，很多字都认不出来，他越看越生气；加上对高云峰本来就不信任，卫立煌把药方扔到一边，不予采用。

卫立煌不知，其实就在卫立煌送客那会儿，高云峰就把老太太的病给看了，只是卫立煌没有见到罢了。

处方上的字是写得潦草，那是因为平时开方，都是在自家药铺抓药，掌柜的自然认得，出不了差错。卫立煌看不明白，的确是高云峰的疏忽。

再说，卫立煌按方给老太太抓药，把名医的药吃了个遍，老太太的病情也丝毫未见好转。看着被病痛折磨的母亲，卫立煌是既心痛又着急，但又没有办法。

还是老太太记性好，问儿子有没有让自己吃女郎中开的药，卫立煌只好如实相告。

治病心切的老太太大声斥责儿子说："药方上的字你看不懂，难道药铺的掌柜也看不懂？药还没吃怎么就知道没效果，立刻派人去把药给我抓来！"

看到老太太动怒，卫立煌哪敢怠慢，急忙差人把药抓了回来。

俗话说："不管白猫黑猫，抓住老鼠就是好猫。"治好病才是硬道理。

老太太吃了高云峰的药，一剂病情见好，三剂大小便通畅，连服一个疗程，竟能下地走动了。卫立煌心中大喜，让他不明白的是，一个乡村小脚女郎中，不切脉，不问病，怎会有如此神奇的医术，实在不可思议。

卫立煌为那天怠慢高云峰而后悔，心里十分过意不去。

为了弥补过失，卫立煌带着儿子前往郭家登门道歉。卫立煌来到平乐村时，高云峰正在给患者看病，全神贯注的她根本没有注意到卫立煌。卫立煌就站在一旁，恭恭敬敬地等候，直到高云峰看完了全部患者，这才上前和她打招呼。

卫立煌面带愧色地赔礼道歉，希望高云峰能够包涵。高云峰并不计较，说："老太太的病情见轻就好，其他的都不要紧。"卫立煌想让儿子拜高云峰为干娘，被她婉言拒绝了。

高云峰又随卫立煌来到卫府，老太太见到高云峰，别提有多么高兴，她一直瞅着高云峰的脸看，半天才说出一句话："高大夫，你就是观音菩萨下凡啊！"老太太又转过脸去骂儿子，说得卫立煌羞愧难当。

高云峰又调整了处方，没过多久，老太太大病痊愈。卫立煌再次来到平乐，给高云峰送来一块匾额，上面写着"大医精诚"四个大字。

郭灿若夫妇先后还给汤恩伯、李宗仁、卫立煌、蒋鼎文等人看过病。蒋鼎文送给他家的匾额题词为"中华医杰"，其他诸如"和风膏雨""质直好义""洁古家风""和暖遗风"等赠匾在郭家还有很多。

可惜的是，这些具有历史价值的匾额，后来在"文革"破四旧时被付之一炬。据说，光是匾额就烧了 3 天。

四、慷慨献秘方

1948 年 4 月 3 日下午，中国人民解放军向盘踞在洛阳城里的国民党守军发起了总攻，枪炮声和厮杀声震耳欲聋，火光映红了整个洛阳城。经过 8 个多小时激烈战斗，国民党军队土崩瓦解，胜利的红旗飘扬在洛阳城头。

洛阳的老百姓在万分惊恐中度过了一个不眠之夜，当一轮红日冉冉升起的时候，洛阳这座千年古城，历史翻开了崭新的一页，人民成为了这座城市的主人。

第二天清晨，当平乐村的百姓推开房门时，看到的是露宿街头、秋毫无犯的解放军战士，平乐村和往常一样的平静，没有受到任何破坏。

高云峰也一夜未眠，她叫家里的佣人先出去看看动静。佣人推开院门四下张望，发现郭家院门上贴了一张布告，高云峰和儿子闻讯赶了出来，她心里怦怦直跳，脸都变了颜色，该不会是通缉丈夫的布告吧。

　　高云峰催着儿子赶紧把布告内容念给她听，郭维淮阅后，朗声念道："平乐郭氏正骨，相传数代，颇负盛誉，乃系祖国民间医学宝贵遗产，凡我将士均应加以保护，不得影响其行医疗疾，仰各周知。司令员陈赓、政治委员谢富治。"

　　高云峰一颗悬着的心终于放了下来，一家人也转忧为喜。

　　郭家人并不认识陈赓、谢富治，也没有听说过他们的名字，但他们知道，司令员、政治委员都是部队里的大官，有了他们的保护，郭家应该是安全了。至于共产党为什么要关照郭家，对郭家人来说，一时还很难理解。

　　1949 年 10 月 1 日，毛主席在天安门城楼上向全世界庄严宣告："中华人民共和国中央人民政府今天成立了！"

　　在毛主席和中国共产党的领导下，一个伟大的新时代到来了，几千年来，压在中国人民头上的帝国主义、封建主义、官僚资本主义三座大山被推翻了。

　　中国共产党领导的新政权，涤荡着旧社会的污泥浊水，同时也为中国人民展开了一幅美好幸福生活的画卷。

　　新中国到处洋溢着青春的力量，人民欢欣鼓舞，意气风发，开始以前所未有的创造力建设自己的国家。

　　在郭家大槐树下行医的郭维淮，也被这这扑面而来的春风所感染，他那颗年轻的心，随着时代的脉搏跳动着、激动着。"新中国""共产党""革命""解放""为人民服务"这些字眼，对他来说，既新鲜又陌生。

　　虽然，郭维淮对共产党还不够了解，但是从共产党运送父亲灵柩回归故里的那天起，从解放军将安民公示贴在郭家大门口的那一刻起，共产党好，毛主席亲，便成了他永远的记忆。

　　其实，郭家和共产党是有渊源的，郭维淮的堂叔郭均甫 1939 年就参加了共产党，还是平乐地下党支部的书记。在开展地下活动时，曾被国民党逮捕入狱，还是郭维淮的父亲郭灿若出面营救才得以脱险。只不过当时郭维淮还小，对这些还不太明白。

　　1952 年，洛阳市卫生局的领导找到郭维淮，希望郭家能带个头，把祖传的秘方捐献出来，让更多的骨病患者受益，为社会多做贡献。

　　他们只是委婉地表达了这层意思，没有丝毫的强迫。郭维淮觉得，这是报答共产党恩情的一个好机会，便答应回家和母亲商量一下。听说此事，高云峰的心情十分复杂。在旧社会，高云峰亲眼目睹了老百姓吃不饱饭，看不起病，民不聊生的悲惨生活，许多人因疾病折磨而死去。

共产党为人民谋幸福，让老百姓都能过上好日子，高云峰是非常赞同的，这与郭家秉承的慈悲为怀、普度众生、乐善好施的佛家思想相通，和"让每个人都看得起病"的行医准则相近。

一方面，高云峰认为儿子想捐献秘方没有错，共产党的大恩应该报答；另一方面，她觉得郭家这些祖传秘方是祖辈几代人的智慧结晶，更是郭家赖以生存的基础，它关乎着全族人的利益。

高云峰的思想斗争很激烈。自己跟丈夫学正骨，已经破了"传男不传女"的郭家祖训，要是把秘方也捐献出去，郭家族人能答应吗？自己只是郭家的媳妇，也无权决定这样的大事。再说，自己对丈夫是发过誓的。

一向做事干练的高云峰，一时也没了主意。最后她对儿子说："你是儿子，父亲不在了，还是你自己做主比较好。"郭维淮则坚决地说："党和政府对我们郭家这么好，我还是要把秘方捐献给国家。"

果然不出所料，当郭氏族人听说要捐献祖传秘方的事情后，郭家大院立刻掀起了轩然大波，族人是一片反对之声：决不允许捐献祖宗遗产，决不允许公开祖传秘方。在家族强大势力的压迫下，献方之事只好暂时搁置下来。

每个人的思想觉悟不同，看待问题的立场也不同，这是可以理解，也是无可厚非的，更何况是捐献祖传秘方这样的大事。

后来，还是洛阳地委领导出面做工作，事情才得到解决。

献方那天，洛阳地委在老城青年宫广场举行了隆重的仪式，地委领导发表了热情洋溢的讲话，盛赞高云峰母子的献方义举，称赞郭家为人民、为社会做了一件大好事，还颁发了荣誉证书，台下观众阵阵热烈的掌声，表达了老百姓对高云峰母子崇高的敬意。

在老城最热闹的十字街，郭家祖传的"接骨丹""展筋丹""加味益气丸""接骨膏药"等秘方，被贴在了最醒目的地方。具有200多年历史，相传五代的郭家祖传秘方，从此属于人民。平乐郭氏正骨的金字招牌，在老百姓心中的地位更高了。

中医中药在我国有着悠久的历史，我国人民在同疾病作斗争中积累了丰富的经验，中医药在保障人民健康方面发挥着重要作用。中华人民共和国成立之初，国家面临着缺医少药的困难局面，为了让人民能够得到及时有效的治疗，一方面，党和政府在积极组织西医向中医学习，另一方面在民间开展了秘方收集工作。但是，由于长期以来人们受私有制观念的影响，秘方保密，不示外人。在当时，很少有人愿意主动把祖传秘方献给国家。

值得一提的是，1958 年 12 月 14 日，人民日报发表了题为《采集民间药方，发掘中医宝藏》的社论。也就是说，国家是在 1958 年，才开始大规模组织采集民间药方的活动。

而在 1952 年，高云峰和郭维淮就积极响应党和政府号召，顶着封建家族的巨大压力，冲破几千年来的私有制观念，带头向社会公开了郭家祖传秘方，把它捐献给祖国和人民。他们的高尚行为难能可贵，让人敬佩。

五、北京城见毛主席

几千年来，中医学在保障人民健康方面做出了巨大的贡献。但是，国民党政府在医学上却崇洋媚外，把中医说得一无是处，还公然提出要废除中医，中医的社会地位十分底下。在国民党统治时期，全国竟没有一所政府办的中医高等学府，中医药发展一度处于停滞不前的状态。

"卖拳头的治伤科，切牛肉的治骨科"，这是旧社会对中医骨伤科的蔑称。平乐郭氏正骨虽然医术高超，在民间享有盛誉，但是政府也从未关心过它的发展。几百年来，平乐郭氏正骨还一直停留在"郭家大门楼外，老槐树下，一张木板床，一把圈椅，两条板凳，一个拌药碗和一些砖坯"的原始状态。

中华人民共和国成立后，党和政府高度重视中医药事业，就在中华人民共和国成立前夕，毛主席就高瞻远瞩地指出："只有很好地团结中医，提高中医，搞好中医工作，才能担负起几亿人口艰巨的卫生工作任务。"1950 年，毛主席为第一届全国卫生工作会议的题词是："团结新老中西医各部分医药卫生人员，形成巩固的统一战线，为开展伟大的人民卫生工作而奋斗。"

为了加快中医事业的发展，党中央、国务院出台了一系列的政策和措施，比如，成立科学研究院、中医医院、中医学院，提倡西医学习中医，鼓励中医带徒弟，开展中西医结合，提高中医地位等，加强和巩固中医药在医疗卫生事业中的地位和作用。党的中医政策激发了广大中医药工作者为祖国和人民多做贡献的热情，使他们看到了中医药事业的壮丽未来。

高云峰是这一伟大历史时期的亲历者和见证者。

在党的政策感召下，高云峰母子怀着对共产党的无限感激，无私地把祖传的"展筋丹""接骨丹"等秘方公诸于世，得到了党和人民的称赞。1954 年，高云峰被推选为县、省的人大代表，代表中医药界的人士参政议政，这在旧中国是根本不敢想象的事情。

中华人民共和国成立不久，高云峰就有了扩大诊所规模的想法，因为现有的家庭诊所已不能满足越来越多的患者需要。1952年以来，高云峰积极拥护国家对私营工商业进行社会主义改造的政策，并在多个场合表达了建立公立医院，实行公私合营的强烈愿望。

1956年元月，中国人民政治协商会议第二届全国委员会第二次会议在北京召开，高云峰作为特邀代表出席了大会，并在中南海怀仁堂受到了毛主席、周总理等中央领导的亲切接见。

那天，毛主席见到高云峰，高兴地同她握手，和蔼地问："你就是平乐的正骨专家高云峰？"高云峰点头说："是！"毛主席又笑着说："是高山的高，云彩的云，山峰的峰？"高云峰说："是！"

毛主席指了指自己的胳膊，问她："如果我这个地方断了，你能接上吗？"高云峰喉咙里好像被棉花堵住了似的，激动地说不出话来，费了很大劲，才说出了一个"能"字，毛主席饶有兴趣地问她："怎么接啊？"高云峰一边伸出自己的左胳膊，一边用右手比划说："用手这样一捏就好了。"

毛主席很高兴，说："很好，你的技术很高。"然后又亲切地对她说："神法要公开啊，要多带徒弟，好好为人民服务。"高云峰眼含热泪，用坚定的语气，连声说："技术一定公开，一定多传人！"（图11-1）

这一天，是高云峰终生难忘的幸福日子。

回到住处，毛主席接见时的情景，还浮现在她的眼前，像是做梦一般。

那个年代，对每个中国人来说，能够得到伟大领袖毛主席的亲切接见，是件多么荣耀和骄傲的事情啊。

毛主席他老人家站得高，看得远，心里装着全体人民，毛主席希望老百姓都能看得起病，得到良好的治疗，摆脱疾病的痛苦。高云峰从心里感到毛主席的伟大，感到中国共产党的伟大。

毛主席他老人家说得对，郭家虽然医术高超，但是能看病的就那么几个人，中国这么大，有那么多的骨病患者需要治疗，就算是不吃饭不睡觉，一年也看不了多少患者。只有按照毛主席的话去做，多带徒弟，才能跟上时代的发展，才能更好地为人民服务。

毛主席的谆谆教导和殷切期望，给了高云峰极大的鼓舞。

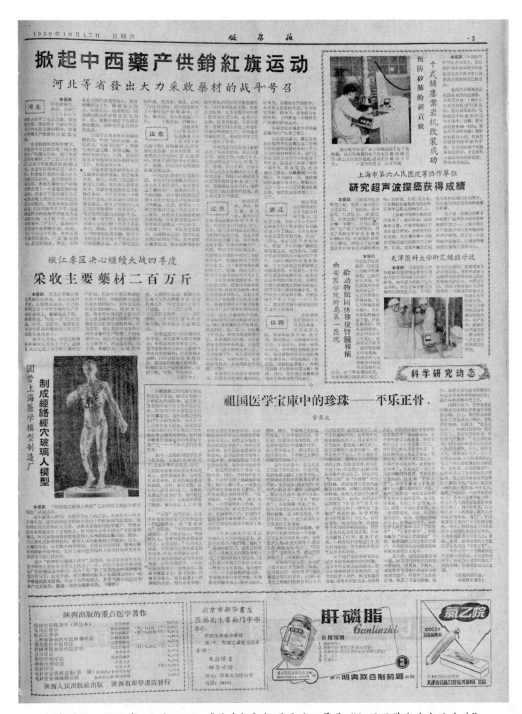

图 11-1　1959 年 10 月 17 日，《健康报》报道平乐正骨是"祖国医学宝库中的珍珠"

　　会议期间，高云峰还遇见了郭家的大恩人陈赓司令员，陈赓给她讲述了当年解放军保护郭家和平乐郭氏正骨的经过，他希望高云峰牢记毛主席的嘱托，把正骨技术传授给更多的人，让更多的患者受益。

后来，高云峰回忆说，在政协会上她多次流下了激动的眼泪，深深感受了到党和政府对平乐正骨的关怀和希望。

怎么做才能多带徒弟呢？技术公开对得起郭家祖先吗？以后别人超过了郭家的技术怎么办？会上，高云峰把自己的思想顾虑讲了出来，让与会的河南代表帮她出出主意。

李准（河南籍著名作家）是河南代表之一，他当过小学教员，又是高云峰的孟津老乡，他建议高云峰办个平乐郭氏正骨学校，这样就可以大批地培养正骨人才了。

高云峰觉得不行，她坦诚地说："我们郭家的正骨医术，历来是'只传内不传外，只传男不传女'，如果谁家没有后代，所收的外姓徒弟都要改为郭姓，这怎么办？另外，自己是一个没有多少文化的农村妇女，又没有教学管理方面的经验，单凭自己和儿子、侄子，如何开办学校？再说这办学校需要很多钱，钱又从哪里来？"

代表们议论了半天，虽然有了一些思路，但还是没有一个成熟的方案。

有一天，张钫来到住处看望高云峰。

张钫，河南新安县人，早年加入同盟会，参加辛亥革命，是国民党陆军上将，解放战争时期弃暗投明，为四川的和平解放做出了重要贡献，中华人民共和国成立后任全国政协委员。

张钫是郭灿若的好友，跟郭家交情很深，他政治经验丰富，又很有办学经验，他支持创办过河南大学，还创办过四五所中小学校。

张钫听说这件事情后，他鼓励高云峰按照毛主席的指示，大胆去干，不要有顾虑，他说现在时代不同了，有党和政府的支持，就没有解决不了的困难，学校一定能办起来，钱和师资都不是问题，没有钱政府可以投资，没有老师可以招聘。

他让高云峰放下思想包袱，眼光看得远一点，回去和儿子好好商量一下，事情一定可以办成。

会议结束后，高云峰带着毛主席的嘱托回到了洛阳。

毛主席接见高云峰的喜讯早已传到洛阳。高云峰刚一到家，村里的乡亲们就赶过来看望她，还抢着和她握手，说是要沾沾喜气。洛阳地委领导也赶来看望高云峰，并告诉高云峰，洛阳地委正在研究制定贯彻落实毛主席指示的方案。

高云峰见到毛主席，最高兴的要数儿子郭维淮了。他对母亲说："毛主席和共产党领导的革命事业，是要让全国人民都能过上幸福的生活，我想如果郭家祖先在天有灵，也会赞同我们的做法的。旧社会'教会徒弟饿死师父'的观念已经过时了，科学技术总是在向前发展，自私保守就会落后，我们应该按照毛主席的教导去做，让我们郭家的正骨医术造福更多的人。"儿子的一番话，让高云峰的顾虑打消了许多。

高云峰毕竟是从旧社会过来的人，脑子里还有些封建思想。她拉着儿子来到郭家祠堂，点上红蜡烛，燃上香火，跪在郭家列祖列宗的画像面前磕头祷告，把在北京见到伟大领袖毛主席和他老人家的殷切嘱托，原原本本地说了一遍，然后又把她和儿子的想法，告诉了郭家祖先，希望能够得到他们的理解和保佑。

郭维淮是共产党员，他是一个无神论者，可他看到母亲如此虔诚，便也跟着附和几句，他告诉列祖列宗，对外传播平乐正骨医术是为了让更多的人解除病痛，这也符合郭家"仁德仁术，普济众生"的行医理念，是为郭家老祖宗争光的好事情，随后又说了一些为人民服务，为社会主义做贡献之类的时代语言，说完便起身要走，却被高云峰一把拉住。她让儿子等到香火灭了再离开，她说如果香燃到半截灭了，那就表示老祖宗不同意，燃到尽头灭了，那就是老祖宗答应了。

郭维淮只好陪着母亲耐心等待，香燃到尽头的那一刻，高云峰激动地喊道："老祖宗同意了！老祖宗同意了！"她心中的一块石头，终于落了地。

第十二章　万丈高楼平地起

——第五代传人高云峰（中篇）

一、高大娘挂帅出征

让人没有想到的是，政府没有先办学校，而是要建立一所正骨专科医院。

1956年9月，也就是高云峰从北京回来的第8个月，河南省政府和洛阳专署政府批准专项拨款1.5万元，建立洛阳专区正骨医院。

有意思的是，这洛阳专区正骨医院就建在郭家大院，为什么要把郭家大院变成正骨医院呢？因为新中国财力不足，建设一座新医院资金有困难，而把郭家大院改造成医院，不失为一个"多、快、好、省"的办法。郭家大院本来是个五进大院，中华人民共和国成立后，给郭家留下了一进，其他的都充了公，或改作他用，或分给贫下中农居住。

为了能让医院尽快投入使用，高云峰亲自带领大家动手修建医院用房，从清理搬迁规划到挖地基拉土方盖房子，她都亲力亲为。饿了就在工地上啃口馒头，渴了就喝口水，医院很快就建成了，高云峰把大院腾退出来的房间变成了办公室、病房，设有病床30张，还用油毛毡搭建了一个简易门诊部。

高云峰被任命为医院院长，尽管她再三推辞，但组织决定不能更改，高云峰便只能迎难而上。原来高云峰只有儿子郭维淮和侄子郭维纯、郭维新三个徒弟，现在组织上又给她配了四个异姓徒弟。行拜师礼那天，洛阳地委柳专员和专署卫生局长亲自到场，为高云峰主持拜师典礼。

异姓徒弟恭恭敬敬地给高云峰鞠了三个躬，成为了高云峰的正式徒弟。高云峰欣喜地表示，今后要像对待亲生儿子那样，教好异姓徒弟，让他们早日出师，早日为患者解除病痛。徒弟们也表达了要努力学好平乐正骨医术，更好地为人民服务的愿望。

医院开业那天，洛阳专区政府举办了隆重的揭牌典礼，郭家大院门前锣鼓喧天，鞭炮齐鸣，热闹非凡，地委张书记和柳专员，省卫生厅和洛阳专署卫生局领导也都前来祝贺，当高云峰揭去医院招牌上那个大红绸布，看到镌刻着"洛阳专区正骨医院"的招牌时，她心情十分激动，感到由衷的高兴。

高云峰的确值得高兴。因为从这一天起，具有200多年历史的平乐郭氏正骨，将从郭家大院老槐树下的一家私人诊所，逐渐走进现代医学的神圣殿堂，逐渐发展为享誉海内外的全国三级甲等医院；从这一天起，平乐郭氏正骨告别了封建保守的私有制，成为人民医疗卫生事业的重要组成部分，成为中华人民共和国成立以来最早的一家中医正骨医院；它的建立，将为更多的骨伤患者服务，为苍生百姓造福；从这一天起，以高云峰、郭维淮为代表的平乐郭氏正骨传人，登上了人生的大舞台，他们以"仁德仁术"，为中医正骨事业的发展书写了浓墨重彩的一笔，让平乐郭氏正骨变成了"国氏正骨""华氏正骨"，成为国家非物质文化遗产和国之瑰宝。

从这一天起，平乐郭氏正骨的历史翻开了崭新的一页。

医院医疗环境的改善，为患者带来了实实在在的好处，他们再也不用在郭家大院门前的老槐树下排队等候了，也不用在恶劣的天气下四处寻找容身之处了，他们可以在诊疗室安心看病或接受住院治疗（图12-1）。

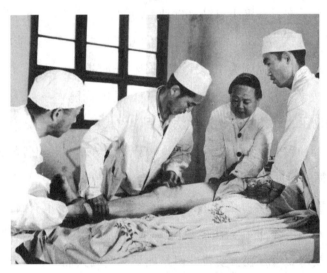

图 12-1　高云峰在临床教学

不过，郭家大院的场地还是太小了，没多久，医院就住满了来自四面八方的患者，就连走廊上都摆满了床位，郭家大院已不能满足日益增长的医疗需求了。

1957年春天，洛阳专区正骨医院从平乐北门里的郭家大院，搬迁到了村东南的拖拉机站（又叫南场），并相继开设了病房、药房等基础设施，增添了针灸、手术刀、化验仪等医疗器械和设备，还购买了一台X光机。

　　尤其值得一提的是，医院还专门设置了一间手术室，而且就是在这简陋的手术室里，开展了第一台骨科手术。

　　接受手术的患者，是一位来自陕西的中年男子，他因窑洞倒塌，造成左侧大腿骨折。X 片显示：左大腿粉碎性骨折，且多处成角。高云峰召集弟子们讨论治疗方法，并征求西医的意见，最后采取了手术切开复位，用平乐正骨中药促进恢复的治疗方案。

　　手术由西医吕志刚和高云峰大弟子王新政主刀，手术非常顺利，高云峰和弟子们露出了欣慰的笑容。这是平乐正骨历史上第一例中西医结合手术，具有重要的里程碑意义。

　　高云峰当院长后，比以前更加忙碌了，她不仅要为患者看病，还要教好徒弟，抓好管理，一天到晚难得有休息的时间。

　　白天高云峰带领徒弟现场观摩，进行实际操作，晚上就在简易棚昏暗的煤油灯下给他们讲课，每天还要早起晚睡，督促徒弟们学习。

　　在这之前，自己家的晚辈跟高云峰学习正骨，都是从小当帮手，边说边干边学。不好好学习，或没有按照要求去做，该打就打该骂就骂。现在带异姓徒弟，老方法就行不通了，必须有所改进。

　　高云峰是个善于学习、善于总结、肯动脑筋的人。经过一段时间的教学，在听取徒弟们的意见后，她认为必须以口授加手传的方式来带徒弟，才能收到更好的效果。为此，她摸索出了一套以临床为主，授课与临床并进的"九步走"教学法，让徒弟们在临床上边实践边学习，循序渐进，逐步提高。具体就是"一看，二摸，三记病历，四摊膏药，五当助手，六按摩，七讲手法捉手学，八看病先易后难作指导，九独立临床摸索"，这是一套行之有效的教学方法。对于没有学过中医正骨的人来说，先易后难，按部就班，循序渐进，一步一个脚印往前走，这一点非常重要。

　　刚开始时，有些徒弟学习正骨，只重视学习正骨技巧，重视背药方，对砍竹篾、摊膏药这样的"小事"不上心，往往敷衍了事。高云峰看到后，就严厉地批评他们，并耐心解释说，技术要学，秘方要背，但是如果不会因人而异，不会灵活应用，学再多都是没有用的。手术复正后的部位，如果没有适当的竹篾就固定不牢，骨折部位就很难长好，甚至会前功尽弃。药调不好，敷不上或吸收不好，也会影响到疗效。所以，砍竹篾、摊膏药绝不是小事，学习正骨，一定要把每个环节都做到最好。

　　高云峰非常重视教学中的讲解示范。她常常是一边讲解一边示范，遇到具体的病例，她都要让徒弟们亲手摸一摸患者的骨折部位，感受一下不同骨折的荏形，以及不同的骨擦音，在实践中教他们鉴别不同骨折的特点。然后再手把手地教他们如何整复，如何对症治疗。通过讲解与示范相结合，边总结边提高地进行教学，徒弟们学得快又记得牢，为下一步临床治疗打下了良好基础。

因为身兼多职，高云峰每天还要医治大量的患者，所以在临床教学上没有太多时间来详细讲解每一个病例，而徒弟们的文化程度不同，理解接受能力也不一样。为了弥补临床教学的不足，进一步提高教学质量，高云峰在"九步走"教学法的基础上，又创造出"五结合"的教学方法。

"五结合"的教学方法：一是系统讲解与当场示范相结合，高云峰按照自己的经验，讲解每个病的发生原因、病症特点、诊断方法、如何整复，一边讲一边示范，让徒弟们加深理解。二是师父教与徒弟相互教相结合，由于各方面的原因，徒弟们对同一疾病有不同的理解，有的做对了，有的做错了，高云峰就让学会的徒弟去教还不会的徒弟，直到都会了为止。三是讲课解答与徒弟苦练相结合，徒弟们提出的问题，往往是因为练习不够、体会不深造成的，所以师父要耐心解答，但一定要启发徒弟勤学苦练。四是临床示范与绘图示范相结合，骨科中许多固定方法和疾病特点，用文字记录要写很长，也不便于记忆，但是只要形象地画出图来，记忆就深刻多了。五是上课与临床对照相结合，对于平时少见的病例，一旦遇到，就一定要让每个徒弟都看一看，摸一摸。高云峰通过这五个结合，使徒弟们进一步巩固了在临床上学到的知识。

徒弟们称赞地说："高老师的教学法具体实用，深入细致，要求严格，通俗易懂。"经过半年的教与学，徒弟们都掌握了正骨技术的基本功。

名师出高徒。在高云峰的悉心教授下，一批徒弟脱颖而出。

徒弟王新政两年来担任了10张病床的主治医生，兰州一位脊椎骨折数月不愈的患者，经过王新政的诊治，18天即能拄拐行走。

徒弟张正运用徒手整复手法，治愈了1例长达15个月的髋关节脱位患者；徒弟李栓运用手法整复，治愈了1例患病8个月的肩关节脱位患者。

河南省人民医院外科主治大夫王国良经过学习，回去后即用平乐正脊方法治疗瘘病患者数十名，有效率达70%以上。这些案例在当时的国内外文献中都少有记载。

高云峰共培养了13批徒弟，达91人之多。

河南省卫生厅获悉高云峰带徒弟很有经验，为了加快河南正骨事业的发展，便从全省各医院选派西医外科医生，到高云峰那里学习平乐正骨。后来，全国有19个省市，共计100多个代表团陆续来参观学习。

1960年，在河南省社会主义建设先进单位和先进工作代表大会上，高云峰作了题为《依靠党相信群众，把技术献给人民》的发言，她动情地说："在党的领导下，短短 4 年时间，河南平乐正骨医院（注：河南省平乐正骨学院附属医院）共治愈患者 328523 人次，其中包括碎骨破皮等严重的患者 14000 多人，患者平均治疗 60 天即恢复健康，回到参加社会主义建设的生产岗位上。现在来我院治疗的患者，已遍及全国 24 个省市、自治区，以及朝鲜、蒙古等国际友人。"

每当高云峰听到有人夸奖她带徒有方时，她总是把功劳归功于伟大领袖毛主席，归功于党和群众，她谦虚地说，是党的领导好、教育好，才使她和徒弟们发挥了敢想、敢干的作风，才使中医学宝库中的珍珠——平乐正骨医术，得以大放光彩。

中华人民共和国成立初期，党和国家就高度重视中医药事业的发展，1956 年 4 月，卫生部发出"开展中医带徒弟工作"的通知，制定了《1956—1962 年全国中医带徒弟的规划（草案）》。国家还鼓励创办中医诊疗机构，截止 1960 年，中医医院已从中华人民共和国成立初期的寥寥数所，发展到 330 所，中医病床增至 14199 张。极大地改变了中医人员匮乏和中医药"小、乱、散"的落后局面，中医中药事业迎来了欣欣向荣的春天。

平乐郭氏正骨，正是这时代大潮中一朵美丽的浪花。

二、正骨学院平地起

在中国近代史上，有一所著名的军事院校，这所院校为国共两党培养了大批军事政治人才，这所院校，就是中华民国陆军军官学校，简称"黄埔军校"。

在中国高等教育史上，也有过一所培养中医正骨专门人才的高等学府，它为国家培养出了一大批高级中医正骨人才，为继承和发扬中医骨伤学科，为中医正骨事业做出了突出贡献。这所院校，就是河南省平乐正骨学院，它被誉为中医正骨界的"黄埔军校"。

中医药学有着数千年的悠久历史，取得过举世瞩目的辉煌成就。但是在旧中国，却不被国民党政府重视。

中华人民共和国成立后，中医的地位发生了翻天覆地的变化，作为国之瑰宝，中医受到了党和政府的高度重视和大力扶持。1956 年，北京、上海、成都、广州相继成立了 4 所中医学院。

1958 年，是一个千帆竞发、万马奔腾的年代，也是一段激情燃烧的岁月。

1958 年，河南省省长吴芝圃来到洛阳专区正骨医院视察，在培养正骨人才方面，他希望高云峰能够办法再多一点，步子再大一点，再多培养一些正骨人才。

举办过两期正骨学习班的高云峰，深有体会地说，要想多培养中医正骨人才，可以通过办学的办法来解决。开办学校，可以一批一批地培养学生，比一个一个地带徒弟来得快，这样要不了多少年，平乐正骨的医术就可以在全国普及了。为了保证教学质量，高云峰还建议通过考试，从中学生中选拔人才。

吴芝圃回去后不久，办学校的事情就有了着落，但不是办培训班和培训学校，而是要办一所培养高层次正骨人才的大学。

1958年9月，国家卫生部批准建立全国第一所中医正骨高等院校——河南省平乐正骨学院。高云峰任院长，张炳和任党委书记。

河南省平乐正骨学院的成立，在平乐正骨史上是又一个里程碑，它标志着在民间家传私授了200多年的平乐郭氏正骨医术，从此进入了国家现代高等教育的医学殿堂（图12-2）。

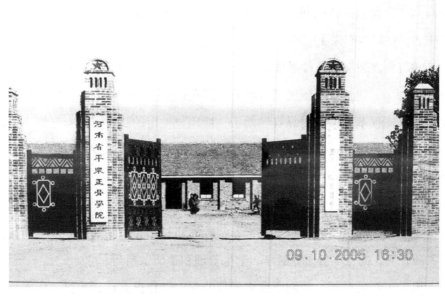

图 12-2　河南省平乐正骨学院（1958）

河南省平乐正骨学院的校址选在了洛阳白马寺西侧，学校占地300亩。为什么没有把学院建在平乐呢？原来高云峰考虑到白马寺离龙海铁路近，公路交通方便，无论是患者还是学生，进出都很便利。另外，也许还有高云峰个人的考虑，因为丈夫郭灿若的灵柩就是从白马寺车站迎回故里的，这里有共产党对郭家的恩情。

常言道，兵马未动，粮草先行。有意思的是，当首届河南省平乐正骨学院大专班的首届学员前来报名时，学校竟然还是一片空旷的田野，学员们只好暂住在白马寺附近的一所荣誉军人学校。正骨学院的学员也是从中医进修学校划拨过来的，这是怎么回事儿呢？原来，创建河南省平乐正骨学院的批文下来时，河南中医进修学校也在这一年升格为河南中医学院，而且这两所院校都错过了高考录取的时间。为了解决生源问题，河南省卫生厅便把中医进修学校招的两班学员一分为二，中医学院和正骨学院各一个班，所以新生入校时，正骨学院的校舍还没有来得及建。

党委书记张炳和是一位革命老干部，他善于做思想工作，组织能力强，工作经验丰富。在开学典礼上，张书记发表了热情洋溢的讲话，他从平乐正骨的历史，讲到高院长的大义献方；从伟大领袖毛主席的亲切嘱托，讲到高院长带异姓徒弟；从创建新中国第一所高等正骨学院，讲到同学们肩负的重任。张书记富有感染力的讲话，赢得了同学们的阵阵掌声。

高云峰向同学们介绍了毛主席和共产党对中医药事业的关心和重视，特别是对平乐正骨的关怀和希望。她告诉同学们，要想成为一个好医生，除了要有高超的医术，还要有高尚的医德。她鼓励同学们要克服困难，艰苦创业，努力学习，勇攀高峰。高云峰的讲话，让同学们深受鼓舞。

正骨学院创建初期，条件是非常艰苦的。1958 年，全国大办钢铁，以钢为纲，劳动力都炼钢去了，建校找不到民工。政府除了批地拨款外，学院建设主要靠学生勤工俭学来完成。不仅基础设施要靠自己动手，就连建校用的材料都要自己解决。幸运的是，首届学员都是中医进修学校招的进修生，他们都是三四十岁的成年人，有着丰富的劳动和生活经验。

为了"多、快、好、省"地建设学校，学校领导根据每个学员的特点，把师生分成了三个勤工俭学小组，分别负责伐木、制砖和药材工作。张炳和侧重抓建校，负责伐木组、砖瓦场；高云峰侧重抓教学、学生管理和种药、制药。

伐木组的工作最艰苦，他们要到洛宁县的深山老林里去砍伐木材。伐木组的组长是学生党支部书记娄多峰，副组长是青年教师孙炳烈。到洛宁县伐木，是张书记和当地政府联系的，他曾经担任过洛宁县县委书记，对当地情况十分熟悉。

深山里伐木是一项重体力劳动，而且非常危险，伐木组成员 20 多人在老乡家吃饭，山里只有红薯和玉米，几乎没有蔬菜和肉，天天吃红薯和玉米糊，体力很难得到补充。

砍下来的木材，没有运输车外运，只好靠人抬肩扛，把木材运到山下的洛河边上，捆成木筏投入河水中，让它顺水漂流至白马寺河段，再截获打捞上岸，然后全院师生出动，手拉肩扛运回工地。

时值天寒地冻，负责下河打捞木材的师生，每次下水前都要喝上几口白酒抗寒。有时恰逢夜间到站，还得连夜奋战，突击运输，以确保建校的需要。

制砖组的工作也相当辛苦。制砖组的师生们在露天砖瓦厂作业，制砖坯、烧砖窑、垒砖垛、搬运砖头，每一项都是又苦又累的重体力劳动。特别是砖头出窑时，会更加辛苦，刚烧好的砖温度很高，师生们冒着"高温"，不停地往外搬砖，每天都是一身汗、一身灰。时间一长，师生们皮肤都晒得黝黑，双手也都磨出了老茧。

高云峰带领着药材组的师生，在学院开辟了80多亩中药材种植基地，还建立了一个制药厂。在中草药的种植过程中，犁地、播种、浇水、施肥、除草、收割、晾晒、归仓，样样都是师生们亲自动手。

学院制药厂主要生产由平乐郭氏正骨祖传秘方配制的接骨丹和展筋丹，药材的炮制由药材组负责。高云峰非常重视制药工作，特别强调药物的质量，因为药物的炮制方法不同，疗效也会大不一样。

在炮制中药时，她总是亲自到场指导师生，手把手地教他们如何挑选上好的中药材，并按照平乐郭氏祖传的方法炮制药物。为了接骨丹和展筋丹的实验研究，她把药房的碾巢、蒸笼、锅、煤火等搬到实验室，亲自动手操作，炮制每一味药物。这些药物，有的上蒸笼蒸，有的用豆腐煅，有的过油，有的用黄麻纸一层一层地去油，直到每一味药都达到应有的标准为止。

接骨丹和展筋丹来源于平乐郭氏正骨传承了200多年的祖传秘方。在旧社会，为了保密，郭家从不在一个地方采购药材，炮制中药都是在晚上秘不示人的情况下进行。现在，高云峰毫无保留地教大家制药，对工作不辞辛苦，认真负责，精益求精，师生们都被她这种无私奉献的精神所感动。

在劳动中发生磕碰伤是常有的事情，严重时肿痛难忍，好在他们经常使用展筋丹来治疗。对于展筋丹的神奇疗效，同学们都有切身的体验。

建校初期，正骨学院的生活学习条件非常艰苦，刚开学时，学校的各种设施都比较简陋，无论是教室、宿舍，还是校领导办公室，都没有火炉和电风扇，就连食堂做饭的锅都是从荣誉军人学校借来的。

学校没有一幅教学挂图，没有一本中医正骨学的教科书，更谈不上实验器材。讲解用的固定竹篦，都是高云峰带领学生们一刀一刀劈出来的。为了能够更好地开展教学工作，高云峰还带着学生们，拿着手电筒，一起夜行 30 多里路去寻找人骨标本。

就是在这样的艰苦环境下，也没有任何一个人被困难所吓倒。师生们废寝忘食地工作学习，争先恐后地参加各种勤工俭学，从来没有人喊过累，内心也不曾抱怨过。师生们在艰苦的环境中锻炼成长，并为此感到光荣和自豪。

辛勤的汗水换来丰硕的成果。正骨学院在成立后的短短 1 年内，经过全校师生的艰苦奋斗，终于完成了河南省平乐正骨学院的早期建设，一座环境优美的现代化高等教育学府拔地而起，原来寂静无声的旷野，传来了阵阵琅琅的读书声。

1959 年，河南平乐正骨学院本科班开始招生。学院设有中医正骨、解剖、内科、中药、方剂、医学史等 9 个教研组，每个教研组有 3 ～ 6 名教师。教师们是来自医学院校的优秀毕业生，以及省内各家医院的名老中医，师资力量雄厚。

河南平乐正骨学院开办了四个班次的中医正骨专科班和本科班，招收了 200 余名具有高中以上文化程度，或三年以上临床经验的中、西医师。学院还配备了各种成套的教学设备，有自己的制药厂和中草药种植基地。

河南省平乐正骨学院的建立，证明了只有在中国共产党的领导下，中医学的发展才能出现前所未有的奇迹。

1962 年，受三年自然灾害和经济建设过热的影响，国家财政困难，河南省平乐正骨学院被迫停办。

虽然这所大学存在时间不长，但中国中医正骨界的一个"平乐学派"却因此建立。据统计，至 1990 年，全国各大正骨医院、综合医院正骨科或中医学院的正骨专业负责人、业务骨干，70% 都是"平乐出身"，河南省平乐正骨学院俨然成为中医骨科界的"黄埔军校"。河南省平乐正骨学院的辉煌成就，将永远镌刻在中医学教育的发展史上。

学院建成后，河南洛阳专区正骨医院也搬迁至此，并和学院合并，更名为"河南省平乐正骨学院附属医院"。

由于医院紧邻白马寺，洛阳人习惯地称它为"白马寺正骨医院"，而有些外地来的患者，则以为它是白马寺的附属医院，一些迷信的患者伤病痊愈后，还专程到白马寺烧香拜佛，感谢菩萨显灵，并为医院祈福，感谢医生的救命之恩。

三、桃李满天下

正骨医院自成立以来，高云峰就成了大忙人，现在她又兼任了学院院长，肩上的担子更重了。高云峰是孟津县和河南省第一、二、三届人大代表，是河南省和全国妇联执行委员。1959 年，她又当选为全国人大代表。此外，她还经常被邀请到外地给患者看病。繁忙的业务和社会事务，让高云峰很少有休息的时间。

作为医院和学院院长的高云峰，既要给患者看病，又要给学生上课，无论在哪里，人们都能看到高云峰忙碌的身影。

1959 年，党号召行政人员也要学习业务，她又利用晚上时间，给他们讲授平乐正骨医术。但是，无论工作再怎么忙，高云峰始终都坚持学习，她不断探求新的知识，不断提升医疗技术水平。

每天天不亮，高云峰就起床读书，晚上人们都进入了梦乡，她还在桌边挑灯夜读。高云峰有一个小铁盒，里面装的是经典医著，还有读书心得和经验总结，这个小铁盒伴随了她的一生，即使外出应诊，她也带在身边，一有空就读书学习。高云峰文化程度不高，在读书学习上，她付出了常人难以想象的努力。手法复位是平乐正骨的精髓。在教学时，高云峰特别强调手法复位，只要能用手法复位治好的骨折，就不要轻易地动手术，要尽量减少患者的痛苦，减少患者的医疗费用。

除了在教室开展教学，高云峰更多地是在临床中教学生，她把手法复位总结为正骨之首务，无论是筋出槽，还是骨错缝，都有赖于手法进行诊断与治疗。

她对学生们说："手法复位讲究'手摸心会，手从法出'，要心脑并用，专心致志，不能使用暴力。"她形象地把手法复位的"拉"和"捏"，比喻成抓一把雪，要不松不散，不紧不慢。太松了，无法维持它的结构；太紧了，就起不到舒筋活血、扩张毛细血管的作用。

这种既深入浅出，又抓住要领讲解的方法，同学们很容易接受，所以学得很扎实。她还经常带学生出诊，以便使他们有更多的机会去接触临床，不断地提高实践经验。

除了"九步走""五结合"教学法外，高云峰还有一个发明，就是"神仙会"。

高云峰医术精湛，在业界享有盛名。特别是她治疗陈旧性骨折脱位的手法，技术高超，吸引了全国各地的专家学者慕名前来学习。天津的尚天裕、金鸿宾教授，上海的过邦辅教授，北京的宋献文教授，武汉的李同生教授，第二军医大学的高建章教授，以及河南医学院的张镇星、河南省人民医院的刘国良、新乡市人民医院的刘忠明等教授都到过洛阳。

1961 年，天津市人民医院尚天裕一行数人来正骨学院参观学习，正好有一位陈旧性髋关节脱位患者来院治疗，患者髋关节脱位半年，在西医看来，只能手术治疗，没有其他办法。

经过诊断，高云峰决定用平乐正骨手法复位的方法使患者髋关节复位。西医专家听说后，眼里流露出疑惑的神情，不大相信手法复位可以治愈这样的患者。为患者治疗那天，专家们仔细观看着高云峰的每个动作，只见在患者麻醉的状态下，高云峰先用平乐正骨展筋丹对患者髋关节部位进行按摩，又施以活筋手法进行治疗，最后手法整复，很轻巧地就使已脱位半年之久的髋关节顺利复位，整个过程如行云流水般一气呵成。经 X 光检查，整复非常成功，这让现场观摩的专家们惊叹不已，大为赞赏。

回去后，受到启发的尚天裕教授，在天津市人民医院也开展了中西医结合治疗骨伤的技术，还编写了《中西医结合治疗骨折》一书，其中就吸取了不少平乐正骨的精华。

高云峰是一位思想解放、善于学习借鉴的人。在专家来洛阳参观学习期间，她抓住机会，虚心地向他们请教，并相互切磋，交流技艺，还邀请专家们进行学术演讲，让师生们开阔视野，增长见识。为此，高云峰还撰还写过一篇题为《取西医之长，补中医之短》的论文，发表在《健康报》和《天津医药杂志骨科副刊》上。

此后，高云峰经常采取"请进来，走出去"的方法教学。一方面，她派人到全国其他医院，向著名的正骨专家学习；另一方面，她邀请全国各地的专家学者来院讲学，进行学术交流。高云峰还提供医疗平台，请专家们展示自己的正骨医术，通过现场观摩和实际操作，让本院同行和师生们开阔眼界，相互借鉴，取长补短。这样的教学方法收到了很好的效果，深受师生们的欢迎。高云峰把种的教学方法戏称为"神仙会"，就是"八仙过海，各显神通"的意思。

在继承和创新上，高云峰和同事们结合现代医学解剖知识，对平乐正骨的手法复位进行深入研究，取得了一系列的可喜成果。特别是在前臂双骨折，肱骨外髁三、四度骨折，肱骨内髁三、四度骨折，陈旧性髋、肩、肘关节脱位，以及小夹板的塑造定形等方面，实现了突破性进展。时至今日，以上几种复位手法的疗效仍然显著。

1965 年，卫生部在天津召开中西医结合会议，会后在天津市人民医院和河南省平乐正骨学院附属医院，分别拍摄了天津市人民医院"中西医结合治疗骨折"、河南省平乐正骨学院附属医院"手法复位小夹板固定治疗骨折和脱位"的资料片，为历史留下了宝贵的影像资料。

1956 年 10 月，高云峰根据多年诊疗实践经验，编写了《郭氏正骨学》一书。1960年 8 月，为满足正骨学院的教学需要，又指导儿子郭维淮编写了《正骨学讲义》一书。

有人做过统计，从 1958 年创办河南省平乐正骨学院，到 1962 年因国家严重自然灾害停办，学院在四年间共招收了 7 个班，培养正骨大学专科人才 137 名，大学本科人才 98 名。

这些学生被分配在全国各地，他们大都成了我国中医骨伤科的专家教授。例如：河南中医药大学教授娄多峰、云南中医药大学教授吴乃风、安徽中医药大学教授丁锷、湖北中医药大学骨伤系主任刘克忠、广西中医学院院长韦贵康、甘肃中医药大学教授宋贵杰、福建中医药大学教授陶有略、南京中医药大学教授周善民、辽宁中医药大学教授张利、江西中医药大学教授许鸿照、湖南中医药大学教授姚又新、黑龙江中医药大学教授李贵、浙江中医药大学教授周林宽、新疆维吾尔自治区中医医院主任医师王继先、北京中日友好医院主任医师江正玉、上海骨伤科研究所研究员祝波等。仅洛阳正骨医院的主任医师和副主任医师，就有数十名毕业于河南省平乐正骨学院，真可谓人才济济。

这些专家教授，多为我国中医骨伤科领域的栋梁之材，在弘扬中医骨伤学方面，取得了许多骄人的成绩。

平乐正骨，桃李芬芳，誉满天下。

四、平乐正骨攀高峰

1958 年，卫生部党组向党中央呈报了《关于组织西医离职学习中医班的总结报告》。毛主席阅后十分欣慰，提出了那句激励了几代中医人奋发进取的著名批示，他说："中国医药学是一个伟大的宝库，应当努力发掘，加以提高。"毛主席还说："这是一件大事，不可等闲视之。"

有着数千年悠久历史和辉煌成就的中医药学，从 20 世纪 50 年代中期到 60 年代中期，正是在党中央和毛主席的直接关怀下，迎来了第一个令人瞩目的发展高峰。

在党的中医政策指导下，1959 年 3 月，中国医学科学院河南分院正骨研究所在河南省平乐正骨学院正式成立，高云峰任研究所所长。正骨研究所的成立，为推动平乐正骨的传承、创新、发展，提供了一个更加广阔的科研平台。

平乐正骨经过 200 多年的历史传承，具有独特的医疗效果，蜚声海内外；但在封建社会，受自私保守、秘不外传、封建迷信等观念的影响，平乐正骨也存在着故步自封、墨守成规、唯我独尊的狭隘思想，在一定程度上阻碍了平乐正骨医术的进一步发展和提高。

1958 年，在党的"鼓足干劲，力争上游，多快好省地建设社会主义"总路线的指引下，在党的技术革命、技术革新的号召下，高云峰破除迷信，解放思想，打破陈规，走群众路线，大搞技术革命和技术创新，取得了一批丰硕的科研成果，把平乐正骨这门古老的医术，推上了一个新的高峰。

在旧社会，很多中医为了自己家族的利益，害怕别人偷学自家祖传医术和秘方，所以想方设法把祖传的医术神秘化，甚至添加一些封建迷信的色彩。

平乐正骨有骨折患者不许剪指甲、不许剃头、不许洗澡、不许吃鸡蛋等"清规戒律"。高云峰一直认为，这些规定是对的，有利于患者的治疗和恢复。最初，外地医院来学习的外科医生，指出这些规定没有科学道理，应该改正，高云峰还觉得他们是瞎胡闹，说什么都不赞同。

后来，高云峰到外地其他医院参观学习，相互交流经验，她很快改变了看法，纠正了错误，抛弃了那些陈规旧习。她说："在技术革新中，事实教育了我，大家的干劲也鼓舞了我，我的思想开阔了，技术总是要发展的。人不能骄傲自满、故步自封，要越改越好，这样才会不断进步。"

过去，平乐正骨治疗肩关节脱位，需要把患者绑在树上，医生用脚去猛踢患者的腋下，硬挤着以使关节复位。在整复胯关节脱位时，用四五个人扯住患者的上肢，顶住其后背，用大杠子往上抬。这些方法既野蛮又不易掌握，而且患者痛苦大，如果不是经验丰富的医生，还很容易造成医疗事故。

经过改革创新，采用"牵引架""和"位置架"等医疗器械，根据计算出来的角度进行旋转，并辅以麻药针或麻醉剂，使患者在治疗中减少了很多痛苦。

髋关节脱位的整复，传统的治疗是用"横杆抬"的手法。这种方法用人多（8人），患者痛苦，还容易抬伤患者的腿部皮肤，有时手术多次不能复位，手术时间过长，易导致患者虚脱，甚至有生命危险。经过技术革新，使用"旋转法"进行整复，只需3人参与，简单方便，安全有序，一般一次即可复位。

下颚骨折整复难度很大。几百年来一直采用传统的办法，让患者仰卧于床上，左右分别用绳子牵引住嘴巴两边，把患者固定在床上，治疗时间长达五六十天，不仅非常痛苦，而且易错位，口腔也容易溃烂。

技术创新后，采用"串齿固定法"把骨折的颚骨用细钢丝串齿固定，患者不必固定在床上，可以用水漱口，防止了口腔的溃烂，还可以自由行动。一般半月左右即可痊愈，具有花费少，恢复快，时间短，安全可靠等效果。

"裹以布，围以批竹"，是平乐正骨传统的固定器械。对于骨折患者，历来使用的都是不能活动的夹板固定，在骨折愈合后，往往会造成关节强直，需要很长时间的恢复（两个月左右），患者既痛苦又花钱多，而且这种固定器械做起来很麻烦，无法批量生产。为了克服这一缺点，高云峰带领科研人员，利用现代技术，将原料批竹改用木板（主要是桐木和柳木），根据肢体不同部位塑制成各种类型的小夹板，不但固定可靠，还可以自由调节，非常方便，不仅减少了骨折愈合后的关节强直，而且可提前10天自由活动。

以往，平乐正骨对腰椎骨折后整复部位的突起无法处置，以致造成畸形，有些部位还影响功能活动，疗效不满意。高云峰带领科研人员在治疗中摸索了"垫压法"，将骨折整复后突起处压平，这样不仅使手术愈合得更好，而且可消除畸形，取得了令人满意的治疗效果。

在旧社会，平乐正骨只能治疗一般性的关节脱位和骨折，对于1个月以上的陈旧性脱位，以及20天以上的骨折就无能为力了。中华人民共和国成立后，随着人民生活水平的提高，来医院治疗的陈旧性骨病患者越来越多，高云峰决心挑战这一医学难题，她亲自挂帅，成立攻关小组，专门研究陈旧性骨病的治疗方法。

攻关小组将患陈旧性骨病的患者集中在一起，按照病种及患病时间长短的不同，采用中西医会诊合作的办法进行治疗，坚持每天细心观察、详细记录、定期随访，经过长期的摸索和认真总结，他们对陈旧性脱位和骨折的治疗取得了很大成功。

有个名叫张成义的患者，胯关节脱臼已有15个月，骨臼部位已经长了许多肉芽组织，下肢麻痹以至于完全失去了知觉，经过许多专家会诊，都说必须行手术治疗，但被张成义拒绝了，他担心拿不起高额的手术费，也担心做了手术依然治不好。高云峰非常理解患者，遂决定采用平乐正骨传统手法为他治疗。她用按摩活筋的方法，坚持每日治疗，在患者肌肉完全放松后，再经过复位固定及中药调理，只用了两个多月，患者便能够自己行走了。

过去平乐正骨对于下痿证（下肢麻痹）没有很好的治疗办法，在这次技术革新中，他们根据这一疾病是因脊椎骨受伤而引起的原理，通过临床观察，采用两步治疗的方法。第一步，接好脊椎骨；第二步，采取通便、活血、补虚的综合治疗。有效率达90%以上。

1978年，也就是高云峰含冤去世两年后，在全国科学大会上，高云峰团队发明的"中西医结合手法整复治疗外伤陈旧性关节脱位"研究成果，荣获全国科学大会重大科技成果奖。

平乐正骨"接骨丹"疗效显著，但高云峰并没有故步自封。在药理、生化检测的基础上，他们又对"接骨丹"的成分进行调整，试制出一种叫"皮铜壳"的新药，使接骨愈合时间又提前 10 天左右。

在骨头对接时，他们将长骨、活筋两种手术并施，取代了过去"先长骨、后活筋"两步走的方法，缩短了疗程，提高了疗效。一般骨折只需经过 20 多天的治疗，关节和肌肉便能够恢复原来的功能。

古籍《金针度世》一书中有柳木接骨的记载，但平乐正骨却从来没有实施过这样的接骨术。为了实现以木代骨，高云峰他们多次试验，一次又一次地把木头接在兔子、狗的骨头上，在不用"鸡冠血"或其他贵重药物的条件下，接骨成功；木头经过一段时间的钙化，完全变成了骨质。除了柳枝接骨外，他们还试验成功了桑枝接骨和桑皮补肌膜，创造了 7 种植骨式。这些试验的运用，通过 12 个病例的跟踪随访，成功率达 90% 以上。

有一位从河南巩县（今河南巩义市）而来的患者，叫王双圈，他小腿骨被摔成了五六块，高云峰团队根据骨碎的状态，把一个约有 0.8cm 宽和 8cm 长的柳木修成相应的形状，安装在骨头上。仅仅 48 天，王双圈的腿就和以前一样，可以下床走路了。后来，随着时代的进步，发明了不锈钢支架，柳木接骨才被新的材料所替代。

平乐正骨属"中医正骨"的范畴，高云峰继承的也是中医正骨医术，但是她敢于破除门户之见，虚心好学，重视实践，勇于创新，走出了一条"中西医相结合"的道路，使平乐正骨始终走在全国同行业的前列，成为中医正骨业界的翘楚。

第十三章　留取丹心照汗青

——第五代传人高云峰（下篇）

一、一代宗师领风骚

唐代大医孙思邈说，医学乃"至精至微之事"，又说"故学者必须博极医源，精勤不倦"。一个医生若无精良的医术，则不能救人于疾患危难之中，便不是一个合格的医生。只有基础扎实，业精、技精的医生，才能更好地服务大众。

高云峰持一颗仁者之心，行数十载医者之路，眼底辨秋毫，胸中存灼见，医治骨伤患者无数。她以自己博大的胸怀、精湛的医术、高尚的医德，完美地诠释了"大医精诚"和"医者仁心"的内涵。

在正骨理论上，郭家前辈建树颇多，留下了很多宝贵遗产。高云峰秉承家学，博采其长，学术造诣深厚，为平乐郭氏正骨的发展做出了新的贡献。

在长期的临床实践中，高云峰在祖传正骨八法的基础上，总结出"触摸、按压、对挤、推顶、叩击、扭旋、伸屈、二辅"八种检查手法，以及"拔伸牵拉、推挤提按、折顶对位、嵌入缓解、回旋拨槎、摇摆推顶、倒程逆施、旋撬复位"八种复位手法。

高云峰归纳出了"整体辨证、筋骨并重、内外兼治"的三原则，以及"治伤手法、固定方法、药物疗法、功能疗法"的四方法。在用药方面，根据伤者病变特点，提出了"破瘀、活血、补气"三期用药治疗原则。她认为，骨折初期，因肢体损伤，血溢而瘀，瘀不祛则新不生，肿不消则骨不长，故宜破瘀消肿；中期气血不畅，治宜调和；后期患者久卧，身体必虚，故治当用补。这些观点和精辟论述，充分体现了她的整体观念和辨证用药思想。

高云峰认为，人体是一个统一的整体，骨折是人体的一个严重变化，治疗不仅要注重局部的处理，而且还要顾及整体，内外兼治。因此，对于骨折或脱位，在整复固定的同时，还要分析患者的全身情况，辨证论治，通过全身用药，加速局部创伤的修复，以收到更好的治疗效果。

在诊断上，高云峰重视辨别患者的尿液（油尿、血尿、白尿、黄尿、淋沥等），观察患者的指纹（青色、赤色、紫色、白色等），根据尿液及指纹的变化，来判断气血的盛衰、脏腑的虚实，以及骨折愈合的情况，结合辨证后再遣方用药，方可获效精良。

2006年，适逢河南洛阳正骨医院建院50周年及高云峰院长诞辰100周年。在纪念活动中，当年高云峰院长教过的学生，以及和她一起工作过的同事都已是满头银发的老人了，他们打开记忆的闸门，追忆高云峰院长的点滴往事，也让我们从这些片断的回忆中，领略了这位德艺双馨的大医的风采。

20世纪30年代中期，高云峰就从幕后被推到了平乐郭氏正骨的台前。那时候，正骨大夫几乎全是男性，一个女郎中抛头露面给人看病，是非常少有的事。刚开始，患者对她的医术持怀疑态度，没有几个人愿意找她看病，患者担心她治不好，还会耽误病情，后来见她医术高超，便都排着队找她看病。

据郭家的邻居杨老太说，20世纪40年代末，自己嫁到平乐镇的时候，高云峰的名气已经很大了，方圆百里，只要有人伤了骨头，都会赶来找她医治，每天都有看不完的患者。

1958年以后，高云峰虽然担任正骨学院院长兼附属医院院长，但仍坚持到门诊出诊，从全国各地慕名来找她看病的人越来越多。为不让她过于劳累，也让其他大夫能够分流一些患者，医院便规定由门诊护士分号，号码牌放在哪个桌子上，便由哪个大夫看。有些患者为了能够让高云峰看病，或提前看病，有托领导写信的，有攀亲戚送礼的，她都一一谢绝，对于患者，她不分亲疏、贫富、贵贱，都一视同仁。

高云峰深得平乐郭氏正骨真传，在临床中，以女性特有的细心和认真，不断总结，反复实践，达到了心领神会、手法娴熟的至高境界。

长期地运用手法，使高云峰的手部力量比一般人大了许多。医院老职工李长升回忆："有一次，高院长去北京给中央领导看病，回来下车时天已经黑了，又下着雨，道路泥泞不堪，我去接她，为了防止摔倒，我搀扶着她，她紧紧地抓着我。回来以后，我的肩膀因此疼了好几天。"

提起高云峰神奇的医术，学生、同事对她的钦佩之情都溢于言表。河南洛阳正骨医院主任医师闻善乐回忆："高院长不仅对患者认真负责，对学生和低年资的医生也很认真负责，常常手把手地教我们诊断和整复复位。每次她都要求我们认真地看，并详细讲解，下次遇到同样的患者，就在一边指导我们治疗。印象深刻的，是有一位下颌脱位和桡骨小头半脱位的患者，来的时候流涎，说话困难，耷拉着胳膊不能拿东西，我们在高院长的指导下，很快就解除了患者的痛苦。还有一些髋脱位的患者，高院长仅仅通过患者在车上的摆放姿势，就能准确地判断是髋关节前脱位还是后脱位，根本不用拍片，这让我们感到非常神奇，也极大地激发了我们学习骨伤科技术的热情和兴趣。"

郭维淮对母亲高超的医术有过这样的描述：村里有一个因摔伤导致胯骨错位的患者，请求母亲给他治病。母亲对那个人说，你确实是病了！那天，我从你家门口经过的时候，你让你家孩子放狗出来咬我，今天我不给你治了，你走吧。那人见母亲态度坚决，只好转身上车。就在他上车的瞬间，母亲在后面推了一下他的胯部，这个人的胯骨立马就复位了，活动自如。还有一次，一个髋关节脱位的患者来找母亲看病，表情十分痛苦，母亲让他躺在一张床板上，看了看，摸了摸，问了问，就让他起身走了，在他起身准备离开的时候，母亲突然朝他的屁股上踢了一脚，只听"咔嚓"一声，患者的髋关节就复位了，当时令我觉得不可思议。

河南洛阳正骨医院孙炳烈医生讲述了一个病例：一天，高云峰带他坐诊，偃师蔡庄村送来一位叫张香玲的妇女，患者 35 岁，已有 6 个多月的身孕。2 天前她被受惊的牛抵住小腹下部，顶在墙上长达 5 分钟之久，当场无晕厥。送来的时候，患者精神很差，小腹肿痛，还伴有便血。高院长进行辨证论治，先用艾叶炭、白术止血保胎，用红花、川厚朴活血止痛，再加大延胡索的剂量，使腹痛症状得以解除，最后又用艾叶炭加红糖，止住了便血。患者又休养了几天，便顺利出院了。

孙炳烈发现，高院长用药很独特，特别是在疾病早期，高院长很少用成方，常常是先把症状稳定之后，才使用成方，而且她往往根据症状进行加减。她家祖传的成方接骨丹、展筋丹更是被老百姓传得神乎其神，孙炳烈还听当地老百姓说："高老太的药，不仅人吃了管用，就是地里的玉米杆断了，用了她的药也能接活。"

孙炳烈知道，这些传说虽然离奇，但它的确说明了一点，那就是高云峰的治愈率确实很高，这更激发了孙炳烈要跟高院长学习正骨的兴趣和信心。

高云峰运用手法整复骨伤堪称一绝，达到了炉火纯青的地步。1958 年，一位省委秘书长在在大炼钢铁体验生活时不慎导致髌骨骨折，住进省会一家大医院的高干病房。医院经过会诊，决定为其行手术治疗，但患者不同意手术，提出请洛阳正骨医院高云峰为其进行手法治疗。

那次是弟子王栓来陪同高院长前往郑州治病，他目睹了治疗的全过程。高院长到病房后，随即对患者进行了检查，在没有 X 光透视的情况下，运用平乐正骨手法为患者实施整复，髌骨复位后，高院长用她自制的最简易骨伤固定器材（敷料缠绕后的竹子圈），放于髌骨上方，膝关节下方用木板托着，用绷带捆绑固定，固定完毕后经 X 光机检查，骨折对位得非常好，这让在场的大医院医生都惊叹不已。

高院长又为患者开了活血化瘀的中药，嘱其煎服。在随后的复查中，患者骨折处骨痂生长很快，疗效很满意，上级领导对高院长的治疗给予了高度的评价。

学生孙炳烈说，高院长用药准确，所开处方严谨精练，寥寥数味草药，经她的组合配伍，便具有神奇的效力。

1959 年，孟津县有一个 13 岁的女孩，从很高的树上摔了下来，送到医院时，已经不省人事，鼻子出血，眼睛充血，面部青肿，而且四肢痉挛，呼吸急促，头部左侧还有一块银元大小的外伤。

面对伤情严重的患者，高院长告诉学生，这是上焦受到损伤，导致瘀血上冲，从而引起晕厥，先救孩子性命，让她恢复意识最为要紧。

开出的药方只有麝香、血竭、石菖蒲三味药，水煎后灌下，结果不到两个小时，小女孩就醒了过来，但四肢仍然痉挛，脚踢、手抓不止。

高院长说，这是瘀血没有清除干净的缘故，又下处方：荆芥、三七、石菖蒲、全蝎，水煎服。3 剂药后，症状大减；第二天，高院长用成方活血逐瘀散，继续为女孩开窍安神，止血祛瘀；第三天，改服犀角地黄汤加菊花，除肝之郁热；第四天，女孩能睁开眼睛看东西了，但眼球仍然充血，身体微热。高院长接着用菊花、石决明、菟丝子、柴胡、黄芩，1 剂，女孩全身烧热退去，眼睛充血也消失了，高院长对女孩头外伤做了处理；第五天，女孩就痊愈回家了。

整个治疗过程轻重缓急环环相扣，恰到好处。多年以后，孙炳烈提起往事，仍由衷地赞叹高院长的精湛医术。

高云峰治疗骨伤有句名言："肢体损伤，先伤筋后伤骨，筋伤者，骨未必伤；骨伤者，筋必先伤；筋络强健，方能使关节清和；治疗骨伤一定要筋骨并重，不可顾此失彼。"

关于高云峰神奇的医术，在民间流传着许多传说，有些甚至被神话了。相传有一个落枕的患者来到郭家就诊。原来，这个患者的脖子一直向后右边扭曲，与人说话时每次都要转上半圈。高云峰见状，故意大惊失色地喊道："看，你左边脖子上爬着一条蛇，患者一听惊恐地扭转脖子，在高云峰的帮助下，错位的颈椎便复原了。患者大喜，围观者也无不赞叹。

　　一天，高云峰正在看病，从外边进来一人，只见他侧着身、按着腰、咧着嘴，高云峰判断他是闪腰岔气，于是说："前几天咱家失盗，这个人的长相和那个贼一模一样，来人，将这个人捆起来交官。"那人一听，拔腿就跑，家人便追，那人跑了一阵子，感觉腰上一点不疼了，这才知道高云峰是在给他治病。

　　高云峰只要不外出，就在医院应诊。有不少患者，只要能得到她的诊治，甚至被触诊一下，都会觉得是莫大的安慰。在"文革"中，高云峰被剥夺了看病权利，在医院打扫卫生，她不时被患者认出，追着让她看病，可见高云峰在广大人民群众中的威信有多高。

二、大医驾鹤西去

　　唐代医家孙思邈在《大医精诚》中说："凡大医治病，必当安神定志，无欲无求，先发大慈恻隐之心。誓愿普救含灵之苦……勿避险希、昼夜、寒暑、饥渴、疲劳。一心赴救，无作功夫行迹之心。如此可为苍生大医。"

　　纵观古今中外医学大家，无一不是德艺双馨之医家。

　　他们以解除患者痛苦为职责，用自己的一言一行诠释着"医乃仁术"的崇高理想。他们全心全意为患者服务，心无旁骛地精研医学，不断攀登一个又一个医学高峰。在他们身上，我们看到的不仅是救死扶伤的精湛医术，更有那闪烁着人性光辉的"医者父母心"。

　　大医精诚，止于至善。

　　高云峰对前来看病的患者，无论职位高低、贫富与否，向来是一视同仁，从无亲疏远近之分，更没有贫富贵贱之别。在患者眼里，高云峰不仅是一位妙手神医，还是一位有着菩萨心肠的亲人。

　　据徒弟张正运回忆，1966年夏季，有一天，高院长带着他在医院出诊，一位中年男子前来看病，高院长打开患者胳膊上缠着的绷带一看，不由吃了一惊，患者的前臂呈开放性骨折，肌肉溃疡腐烂，散发出阵阵臭味。

　　经过问诊，得知患者是北京著名画家吴某，因下放河南进行劳动改造，不幸被山上的滚石砸成重伤，之前去过多地医治，病情都不见好转，听说洛阳正骨医院医术高明，特地慕名前来求医。劳动改造期间，单位仅发给吴某基本生活费，多处求医已使他债台高筑，再无力支付医疗费用。

　　高院长了解了患者的情况后，心痛地说："你的病千万不能再耽搁了，不然就只能截肢，那时你的胳膊就保不住了。钱的问题你不用考虑，我来帮你想办法。"

高院长把这位画家安排在自己家里吃住，并为他开了外洗和口服的中药，经过治疗，画家患处的炎症逐渐消失，后经整复手术治疗，画家的胳膊完全康复了。万分感激的画家特意做画一副，并题字"天下骨病一石，云峰能医八斗"，赠送给高院长留作纪念。

学生张天健追忆往事，在他上大二时，有一次到高院长诊室见习，目睹了这样的场面：一位来自栾川大山里的70多岁老汉，身患左锁骨骨折，辗转多天，慕名来到了平乐正骨学院求治。高院长热情地接待了他，亲自为他诊断、治疗、固定，并详细地介绍了注意事项，又教他回去后怎样采集当地的土产药材，用来止痛和促进骨折愈合。最后，当她发现患者没有回家的路费时，又毫不犹豫地拿出5元给了老汉，老汉感动地叩头谢恩，被高院长急忙扶起。

那一刻，午后的阳光透过诊室的窗口暖暖地照射进来，映在高院长的脸上，显得那样的慈祥和圣洁。这一幕也深深地定格在张天健的记忆中，多年来不用刻意回想，却常常清晰如昨。

在高云峰的眼中，患者就是一切，只要患者来了，不管是白天还是夜里，不管是在吃饭还是休息，她都要立刻给患者诊断治疗。高云峰经常对学生们说："骨伤患者本来就已经很痛苦了，我们做医生的，有责任去想办法减少他们的痛苦。"

有一次，有一个髁上骨折合并脑损伤的患者，徒弟们在诊治上有困难，她得知后，连午饭也不吃，马上赶去诊治，直到手术完毕，几个小时后才回去吃午饭。在医院，有好多患者看完病后还不想走，总想找高院长看过之后才放心，所以找她看病的人非常多，中午常常下不了班，但她常挂在嘴边的一句话就是：患者大老远来了，我们晚一些吃饭又有什么关系呢？

高云峰对患者极其负责任，看病细致入微，从不敷衍了事。除了出诊或外出开会，她每天都到门诊看病或病房巡诊，总是早去晚归，从不迟到早退。如果有人请她出诊或院内有什么重要事情，她也要与相关医生交待后方才离开。

若是病情严重的患者，她每天总要去病房探望一次或几次；如果事先约好探望哪个患者，她即使再忙也要去看看，有时实在离不开，她也会在休息的时间去探望一次。如果遇到疑难病症请她会诊，她总会应邀前往。对于一些经济困难的患者，高云峰经常告诉他们一些验方，让他们回去后不用花钱，或少花钱，就能把病治好。

把自己多年的医疗经验，毫无保留地传授给年轻人，尽快把年轻人培养成才，为广大患者服务，一直是高云峰的一个心愿。

张茂是正骨学院成立后招收的第一批学生，他在回忆高云峰讲课时说，不论是课间实习，还是以后的临床实习，我们都能得到高院长的亲自示教，她总会不厌其烦地讲解整复手法的要领，逐一教授讲解，直到我们学会为止。

学生喜欢跟着高云峰学正骨，青年教师也甘愿拜她为师。

黎君若、孙炳烈都是河南医学院 1958 年的毕业生。一毕业就分配到了正骨学院，他们以前都没有学过正骨。来到学院后，在高院长的影响下，他们很快就爱上了这一行。

黎君若动情地说，我的几篇学术论文和一些科研成果，都是在高院长的指导下完成的。比如，介绍高云峰医师的活筋手法、中药促进骨折愈合、板式牵引架治疗股骨干骨折、钢针撬压法治疗股骨上段骨折等，这些科研成果都获得了省部级的奖励，学术论文发表在国家级刊物上。高云峰老院长永远是我们学习的榜样。

学生范金山撰文说，1956 年成立正骨医院后，"高院长遇到贫困的患者，经常给人家拿钱看病。因为医院是国家的了，她没有权力不收钱，就自己出钱，但病一定是要看的！"有一位男性患者，因为高院长治好了他的病，为表达感激之情，他在医院打水扫地，干了一年多才离开。

高云峰十分热心公益事业。有一年，为了保证全村人的用水，她拿出 3 个月的工资来支援村里的水利建设；她还经常为贫穷家的孩子送衣物，为年老体弱的邻家老太太送饭菜……

慈母手中线，游子身上衣。在学生们的眼中，高云峰就像是一位慈祥的母亲，她对待学生就像对待自己的亲生子女一样，所以有不少同学都与她母子相称，叫她"高妈妈"。

李崇明是高云峰的学生，后来担任新乡某医院的骨伤科主任，多年来李崇明一直与高云峰母子相称。由此可见，她与学生建立起了多么深厚的感情。

正骨医院的老员工李长升深情地说，高院长是一个既严格、又慈祥的人。有一次，一个年轻人不知做错了什么事，高院长满院子追着打他，引来围观的人一阵阵哄笑。她就是这样一个心胸坦荡的女中豪杰，喜怒哀乐常常溢于言表。

高云峰为人正直，富有正义感，她不能容忍品德不好的人。

学生范金山谈起一桩往事。有一天，来了一位被汽车撞伤的患者，看他的表情似乎十分痛苦，他自带了一张 X 光片，照片显示右腿股骨中段骨折。可是，高院长检查后并没发现骨擦音，为辨明真相，在患者毫无防备的情况下，她故意用力地触碰了一下患者的"患部"，患者竟然没有剧痛的反应。她对患者说："你没有跟我说实话，这个病没法看。"那人眼看纸包不住火，便只好说出了实情。原来，X光片是借别人的，他想让医生写个骨折的诊断证明，好让肇事方多赔些钱。高院长当然不会给他开这个证明，她用巧妙的方法避免了一次误诊。

高云峰一生追求光明，追求进步，加入共产党是她的美好愿望。

高云峰的大弟子王新政记得，那是一个寒冷的冬天，高院长诊治完最后一个患者，已接近下午2点了，家人送来的饭菜早已放凉了。她一边疲惫地脱下白大褂，一边认真地问王新政："新政啊，你帮我问问组织，我是地主家的媳妇，我能否加入中国共产党？"王新政当时是党支部委员。

令人遗憾的是，由于历史原因，高云峰加入中国共产党的愿望最终没能实现。但是，她对共产主义的信仰始终没有改变，她一生都在按照共产党员的标准做人，为人民服务。高云峰总是谦虚地说："我能够取得一点成绩，都是党的教育和大家帮助的结果，应该归功于党，归功于同志们。"

1966年，"文革"风暴席卷全国。

在那场政治运动中，全国著名骨科专家、平乐正骨的五代传人高云峰，被污蔑为"地主分子""反动学术权威"，停发工资，挂牌批斗，游街示众，劳动改造，身心受到极大的摧残。

每天清晨，人们都可以看到这位年过六旬、头发斑白、德高望重的老专家，在医院打扫卫生的身影。"造反派"不仅在精神和肉体上折磨她，还残忍地剥夺了她为患者看病的权利，这对于一个把解除患者痛苦当成自己最大幸福的人来说，该是多么沉重的打击啊。

在医院，当她看到患者痛苦地呻吟，自己却无能为力时，她感到揪心的难过。她请求"造反派"让她一边改造，一边给患者看病，却遭到无理训斥。好多患者想找她看病，她只能无奈地摇着头说："我不能看啊。"

即使是在那样的环境下，高云峰仍牢记毛主席对她的殷切教导和勉励，坚信知识和技术总有发挥作用的时候，她依然坚持不懈地学习古今医籍。她对儿子郭维淮嘱咐道："在业务技术上，要向外国人学习，力求精益求精。"

后来武斗升级，在一次揪斗中，她的胳膊被扭断，导致骨折，却不准治疗，只能用一根旧纱布吊着。不久，儿子郭维淮也被带上了"反动学术权威""修正主义分子"

的帽子，被隔离在牛棚，"造反派"还不许他们母子相见。

　　频繁地游斗、侮辱、挨打，让绝望的高云峰曾试图自杀过三次，幸好都被人发现。残酷的折磨使高云峰的伤势不断加重，这个治愈过无数骨伤患者的正骨大师，最后竟拖着伤残的手臂，瘫痪在床。

　　1976 年 6 月 3 日，一代大医高云峰含冤辞世，留给了世人一个孤独的背影。

　　1981 年 7 月 27 日，河南省卫生厅党组为著名正骨专家高云峰平反昭雪，恢复名誉。

　　穆桂英挂帅出征，保卫大宋江山的故事，不知道感动了多少中国人。但是，历史上却并没有穆桂英这个人物，她只是戏剧舞台上虚构的一位巾帼英雄。

　　然而，在中国医学史上，却有一位女郎中，她"挂帅三军"，创办了河南省洛阳正骨医院、河南省平乐正骨学院和中国医学科学院河南分院正骨研究所（即洛阳正骨研究所），培养出了一大批中国中医骨伤医学的栋梁之才；她医术精湛，医德高尚，治愈了无数的骨伤患者；她精彩而传奇的一生，为中医骨伤科学书写下了一段辉煌灿烂的历史。

　　她就是闻名遐迩、德艺双馨的一代正骨宗师——高云峰！

第十四章　人间正道是沧桑

——第五代传人郭春园（上篇）

凡大医治病，必当安神定志，无欲无求。先发大慈恻隐之心，誓愿普救含灵之苦。若有疾厄来求救者，不得问其贵贱贫富，长幼妍媸远亲善友，华夷愚智，普同一等，皆如至亲之想；亦不得瞻前顾后，自虑吉凶，护惜身命。见彼苦恼，若己有之，深心凄怆勿避险、昼夜寒暑、饥渴疲劳，一心赴救，无作功夫形迹之心，如此可为苍生大医。

唐代孙思邈

郭景韶，字春园（1924年1月9日—2007年2月26日），是平乐郭氏正骨第五代传人，全国500名老中医之一，他撰写出版了我国当代第一部骨科专著《平乐郭氏正骨法》，以及展示郭氏医术的《世医正骨从新》。

他自幼读私塾，兼学其父郭健三所传的《正骨手法要略》。父亲去世后，他随母亲李秀云学习正骨手法，深得祖传正骨八法要领。

时逢乱世，郭春园逃难到徐州。1948年淮海战役结束后，解放军将他送上了回家的火车。

1953年，国家号召公私合营，郭春园响应号召，带着技术和家产参与创办了郑州市管城区联合医院。1965年，联合医院又扩建为郑州市骨科医院。

1985年3月，61岁的郭春园受卫生部委托，怀揣郑州市卫生局的一纸介绍信，两手空空来到深圳，这是他人生中第三次创办医院——深圳平乐骨伤科医院。

2002年，郭春园倡议设立了深圳平乐骨伤科医院"特困患者救助金"，该基金设立后，救助了王娇、吴翠等多名特困骨伤患者，资助了广州中医药大学的多名贫困学生，并奖励了一批对中医事业做出突出贡献的义务工作者。

同年，79岁高龄的郭春园做出了一个惊人的决定，不要任何专利权，不要一分钱提成，将13种祖传秘方、验方的专利权全部捐献给国家。

2008 年 6 月，由郭春园创立的"深圳平乐正骨"和发源于洛阳、久负盛名的"洛阳平乐正骨"一起，入选了国务院公布的《第一批国家级非物质文化遗产扩展项目名录》。

如今，郭春园于 1985 年在深圳创建的平乐骨伤科医院，已发展成为广东省首家中西医结合二甲专科医院，按照他的献方生产出来的药品，超过医院药品总收入的 60%。

郭春园从医 60 余载，先后带出了 197 名高徒，他集祖传秘方、正骨医术和 60 多年骨科经验于一身，为平乐正骨的传播和发展做出了突出贡献（图 14-1）。

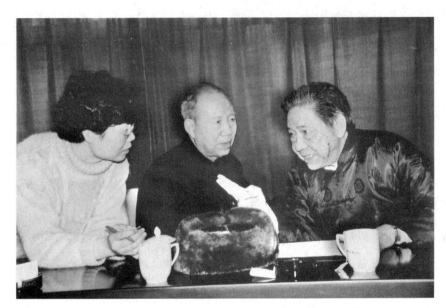

图 14-1　郭春园先生与郭维淮先生、郭艳幸女士合影

一、求学与行医

1924 年 1 月 28 日（农历为一九二三年十一月二十九日），一个新生命诞生在平乐村郭家大院。

这是平乐正骨郭氏家族自郭祥泰起，第五代、第十一位男儿，起名郭景韶，字春园。

郭春园的祖父是大名鼎鼎的平乐正骨第三代传人郭贯田，其父郭健三兄弟四人，在家排行老三，其大伯郭登三、二伯郭聘三、四叔郭九三，都是继承祖业的正骨名医。郭春园乃郭健三之幼子，亦是同辈堂兄弟中最小的一个，人称"十一哥"（后辈称"十一爷"）。

郭春园降生的年代，正是平乐郭氏正骨声名鹊起之时。他的降生，给这个人丁兴旺的家族带来了新的欢乐。然而好景不长，郭春园5岁那年，父亲郭健三因病去世。从此，母子二人便失去了依靠。

40岁才生下郭春园的母亲李秀云，把一切希望都寄托在郭春园身上。丈夫去世了，孩子又小，为了维持生计，她决定携子离家，到洛阳另觅生路。离家之时，这对母子除了随身带的衣被，别无他物，久病而去的丈夫没给他们留下什么财产，唯一的宝贝只是一本家传手抄秘书，是丈夫临终前交给妻子的，丈夫让她保存好，等儿子长大后再传给他。

母亲在洛阳县城营林街租了一间小房，逐渐安顿下来。靠着丈夫郭健三在世时学到的一些正骨医术，勉强维持生计。尽管收入微薄，母亲向别人借了一些钱，送郭春园读了私塾。她不仅要养活这个孩子，她还要他读书识字，长大了像他父亲一样走行医之路。

孤儿寡母相依为命，让郭春园从小饱尝生活的艰辛。他十分珍惜母亲借钱让他读书的机会，白天跟着先生苦读吟诵，晚上也常常挑灯夜读，聪明的郭春园在两进私塾的8年半时间里，各科成绩皆名列前茅。15岁那年，郭春园凭借优异的学业，考入河洛中学就读。

考入河洛中学以后，郭春园一边读书，一边跟随母亲学医。从河洛中学毕业后，郭春园因为学业优异，被学校聘为教师。在那个年代，教师也是一个不错的职业，但母亲并不满足于此，她仍坚持让郭春园随自己学医、行医。在本家第九兄长郭景哲的帮助下，郭春园利用教书的闲暇时间，开始学习《黄帝内经》《金匮要略》《伤寒论》等经典医书及诸家医学专著、医案，这其中，也包括父亲让母亲传给他的那本祖传秘书。郭氏正骨医术的学习，则是母亲手把手地亲自传授给他的。

那是一段快乐而又充实的时光。白天，他是教书先生；晚上，他又成了医学生。有了教书作为收入来源，家中生活条件有所改善，他学医的劲头有增无减。

抗日战争爆发后，郭春园在河洛中学接受了地下党的进步思想，一心想奔赴延安。他背着母亲悄悄到车站，踏上了开往西北的列车。生怕被战争夺去儿子生命的母亲，发现后追到车站，在火车开动之前，硬把他拉回了家。

日军兵临洛阳城下时，郭春园随河洛中学的师生们撤退到西南部的山区躲避战火，并坚持教学。1945年抗战胜利后，才迁回洛阳。

经过残酷的战争和颠沛流离的生活，郭春园决定放弃教职，专心从医，这也圆了母亲的心愿。

1946 年，内战爆发，面对纷飞的战火和动荡的时局，郭春园选择了离家出行，沿陇海线到郑州行医。其后为躲避战火，又来到开封、徐州等地行医。两年多的游走行医生活，他目睹了灾难深重的中国饱受战乱之苦，也亲身经历了社会底层的生活艰辛。

1948 年 11 月，徐州解放。郭春园终于盼来了回家团圆的时光。在解放军的安排下，他同成千上万的难民一道，登上了徐州至郑州恢复通车后的第一趟火车。途中遭遇国民党飞机的两次轰炸，多亏了解放军沿途保护，郭春园才回到郑州杜家花园行医的落脚点。两年多的风雨兼程，700 多个担惊受怕的日日夜夜，郭春园虽饱尝战乱离散的艰辛，却也在这一路逃难、一路行医的岁月中，磨炼了自己处乱不惊、从容沉稳的性格，在洞察社会的过程中，深切体会到了人间冷暖，也提升了自己在恶劣环境下的生存能力及个人医术。

多年以后，他在 60 多岁的退休年龄，又毅然决然地放弃安宁舒适的优越生活，选择到改革开放的前沿热土——深圳，再次创业，这恐怕也和他年轻时求新图变，自强不息的经历有关。

二、办院与著书

一唱雄鸡天下白。

中华人民共和国的成立，使中医药事业迎来了重大转机和生机勃勃的春天。1950 年 8 月 7 日，第一届全国卫生会议在北京召开，毛泽东亲自为会议题词："团结新老中西各部分医药卫生人员，组成巩固的统一战线，为开展伟大的人民卫生工作而奋斗。" 1953 年 12 月，毛泽东发表对卫生工作的意见："我认为中国对世界上的大贡献，中医是其中的一项。中医是在农业、手工业的基础上发展起来的，中医宝贵的经验必须加以继承和发扬。" 刘少奇也曾高度评价中医药的历史地位，1951 年 6 月，他在给彭真的信中指出："中医是中国数千年来一种伟大发明，解决了人民中许多疾病痛苦，是我们祖国的一种宝贵的遗产。"

正是由于党中央对中医药的关心和重视，党和政府很快就制定了一系列促进中医药事业发展的政策，并有步骤、有计划地整合中医药人才队伍。在这股时代大潮的推动下，郭春园积极响应政府"组织个体行医者，建设联合诊所"的号召，于 1953 年率先与擅长中西医结合的医生党友连、中医郭林泉、崔鸿道自愿结合，在郑州成立了联合诊所，各自发挥专业和特长，郭春园担任正骨医师。

联合诊所在成立之前，郭春园的骨科治疗在郑州已有了一定的名气。在联合诊所，郭春园和党友连的患者最多，如按照工作量大小和收入挂钩，郭春园和党友连无疑要多拿，但郭春园考虑，既然大家联合在一起，那就应该有福同享。他和党友连经过商议，诊所实行一视同仁、平均分配的制度，这在一定程度上提高了其他医生的积极性，保证了联合诊所的正常运转。

1956 年，全国掀起公私合营的高潮，郭春园又一次站出来，响应国家号召，将联合诊所扩大规模，组成了联合医院。1960 年，联合医院更名为"郑州管城区医院"，郭春园出任副院长、正骨科主治医师。1965 年，郑州市政府决定，管城区医院改址扩建，转为郑州市骨科医院，郭春园担任首届业务院长、正骨科主治医师。

不到 10 年时间，郭春园的从医生活，实现了跨越式的三级跳，从联合诊所到联合医院，再到骨科医院，郭春园由一个个体医生逐渐成为公立医院的业务院长。

在这每一次的跨越中，无论是管城区还是郑州市的政府卫生主管部门，都慧眼识珠，始终关注着郭春园这位骨科权威。他们知道，距省会不远的洛阳，那里是久负盛名的平乐正骨发源地。

郭春园的三嫂，乃是平乐郭氏正骨第五代传人郭灿若的妻子高云峰。郭灿若去世后，高云峰已举起平乐正骨第五代传人的大旗。1956 年 1 月，高云峰作为特邀代表参加了全国政协会议，受到了毛主席的亲切接见。

同为第五代传人之一的郭春园，正是管城区乃至郑州市难得的人才。都是平乐正骨第五代传人，洛阳和郑州，一脉两支，遥相呼应。可以说，正是郑州方面一以贯之的辛勤努力，才使平乐正骨的又一重要分支得以在中原大地开花结果，才有了后来深圳平乐骨伤科医院的创立，才使得全国非物质文化遗产花落两地。可以说，如果没有郭春园，这一切或许都将无从谈起。

从联合诊所到联合医院，从骨科专家到副院长，郭春园一直遵循孔子"学然后知不足"的至理名言，他从未放弃任何学习的机会。尤其在中华人民共和国成立以后，医疗界兴起的中西医互学运动，使郭春园获益匪浅。

在郑州市第一届中医进修班，郭春园用了 1 年半时间系统地学习了西医课程，掌握了人体解剖学、影像学等西医知识。这次学习对郭春园来说，是一次现代医学知识和传统中医正骨互相渗透、相互融合、取长补短、共同发展的过程。一些临床中过去遇到的含糊不清的问题得到了解决，一些行之有效的正骨技法找到了医学理论的支撑依据。郭春园眼界大开，医术日益精进。

1958 年 2 月，卫生部发出《关于继承老中医学术经验》的通知，郑州开始组织中医工作者，对古典医籍和老中医经验进行整理、总结、研究。正是在这一政策背景的感召下，思想活跃、反应敏捷的郭春园，决定整理撰写一部正骨专著。

在此之前，平乐正骨的几代传人留给后人的，都是从未公开的手抄秘本。手抄秘本《正骨手法略要》，从郭春园的伯父传给郭春园的母亲，再传他本人，就是没有公开之作。郭春园能够打破百年祖训和保守思想的禁锢，一方面是由于对党的政策的感召，另一方面也是受到三嫂高云峰的影响。高云峰能够突破郭氏正骨"传内不传外"的禁忌，招收两位外姓徒弟，郭春园又何尝不能将平乐正骨医术整理出书，公诸于世呢？

经过将近两年的辛苦努力，在家传手抄秘本《正骨手法略要》的基础上，郭春园结合多年的实践和心得，总结撰写出了《平乐郭氏正骨法》一书，于1959年6月由河北人民出版社出版，首次系统而毫无保留地将郭氏正骨医术和验方公诸于世。此书的出版，在当时的中医骨科领域引起了不小的震动，且不说它是中华人民共和国成立后我国正式出版的第一部骨科专著，单就这种破除传统祖训，将祖传秘方献给社会的义举，以及集历代平乐正骨经验之大成的学术成就，就堪称首创。为此，卫生部给郭春园颁发了银质奖章和奖状。

在书中，郭春园重点介绍了平乐郭氏正骨精髓"正骨八法"（辨证法、定搓法、压棉法、缚理法、摔置法、砌砖法、托拿法、推按法）的手法和具体应用，并配上了多幅插图和照片，书末附有方药，便于读者理解和同行借鉴。此外，郭春园还创造性地写出了解剖学人体骨骼部位与中医骨名部位名称对照概说，X片对骨折、脱位的诊断，以及治疗后的复查效果。

该书的出版，不仅填补了中医正骨学术领域的一项空白，也奠定了郭春园第五代传人又一重要分支的地位。

第十五章　而今迈步从头越

——第五代传人郭春园（下篇）

一、初战告捷

"老骥伏枥，志在千里，烈士暮年，壮心不已。"这是曹操的千古名句，用在郭春园身上，是那么的恰当和贴切。

1985年的春天，61岁的郭春园从郑州骨科医院退休，辛苦了大半辈子，他终于可以像许多同龄人一样，颐养天年，尽享天伦之乐了。

可一辈子养成的习惯，使他离不开医院和患者，退休后，他还是经常在医院坐诊看病。上级卫生部门一位熟悉他的老领导，就动员他："要不，你干脆到深圳特区去办一所医院吧！深圳特区发展很快，又毗邻港澳，应该需要你这样的骨科专家。真在那里搞出了名堂，岂不比在郑州骨科医院的贡献更大？"

郭春园起初以为，这个老领导是想让他下海挣钱，听到后面，他明白，这既是支援特区建设，又能给郑州骨科医院创造效益，还能遂了自己再创办一所医院的夙愿，这样一举几得的好事，自己何乐而不为？

人们常说，性格决定命运。正是由于这样的性格，郭春园年轻时就是走南闯北，下郑州，到开封，上徐州。如今，年过花甲的他，又要南下深圳，这不正应了曹操的"老骥伏枥，志在千里"的诗句吗？

这年3月，正是春暖花开、万紫千红的季节，他怀揣着郑州市卫生局的一纸介绍信，两手空空，踏上了深圳的土地，开始了他人生中第三次创办医院的不平凡经历。

20世纪80年代的深圳，道路坑坑洼洼，尘土漫天飞扬，面对艰苦的环境，赤手空拳打天下的郭春园没有退缩，没有动摇，看了一辈子病的他，开始跑批文，租场地，买设备，找资源，选人才……事无巨细，他都跑上跑下，亲力亲为。

为了解决这些难题，他在将近1年的时间里，从郑州到深圳，他一共往返了58次。那时候，从深圳要坐四五个小时的汽车才能到广州，再从广州坐30多个小时的火车才能到郑州，火车里的拥挤程度是一般年轻人都难以承受的。因为时间紧迫，郭春园常常买不到卧铺，就像沙丁鱼一样拥挤在酷热的车厢里，但是为了创业，他不辞辛劳。过度的劳累和日夜奔波，导致他前列腺炎多次发作，频繁尿血，可他硬是咬着牙，挺了过来。

为了节约开支，他在深圳都是选择价格最便宜的旅店居住，七八个人挤在一起，没有空调。深圳的夏天格外漫长，格外炎热，夜里很多时候睡不着。在外办事，舍不得坐车，徒步走几里路是家常便饭。说起吃饭，那更是凑合，一日三餐，早上几个包子，中午、晚上一碗面条便打发了。不少和郭春园打交道的当地人，知道这是一位正高级职称的老中医时，都啧啧称奇，他为什么要找这个罪受？郭春园倒是非常乐观和坦然，往往一笑了之。

同他一起并肩"战斗"的原郑州市骨科医院党委书记王彦，回忆起医院初创的那段岁月，动情地说："人是要有点献身精神的，郭春园就是这种有献身精神的人。一个60多岁的退休老人，比年轻人还吃苦遭罪，他真是把公家的事当成自己的事来干。"

吃苦遭罪还能忍受，最头痛的还是建院的经费。郑州那边没有拨款，深圳这边也没有经费。无奈之下，郭春园利用在郑州当地的影响力，亲自到十里八乡去借钱。他跟人家说："你把钱借给我，等医院办起来了，我连本带息还给你，还帮你带一个孩子出来，把她培养成一个护士，你看好不好？"

冲着他的为人和承诺，也冲着郑州骨科医院和深圳经济特区这两块金字招牌，有钱的乡亲和朋友都把自己的积蓄和孩子交给了郭春园。有一个村子甚至一下子就送来了45万元。就这样，在郭春园百折不挠的努力和乡亲们的支持下，再加上银行的贷款，深圳笋岗河南郑州骨伤科治疗中心终于在深圳福田八卦岭租用的民房中挂出了招牌。

骨科治疗中心创办不久，深圳发生了一起大车祸，罗湖区七名干部因公出差在事故中受伤，其中一人左腿骨严重粉碎性骨折，被辗转送到好几家很有名气的医院，但都要为患者进行截肢手术。万般无奈之下，他们找到了郭春园。

当时，中心刚刚筹建，条件十分简陋，有人担心，收治这样病情严重的患者，万一失败了，那牌子可就砸了。郭春园没有犹豫，他说："哪有考虑名声，不去救人的道理啊！"医生们运用郭氏正骨术进行救治，奇迹发生了——那名伤者的左腿保住了，年轻人站了起来，另外六名伤者也转到了这里，并很快得到康复。

初战告捷，一炮打响，平乐正骨的名声一下子传开了。珠三角和港澳台的不少患者闻讯后慕名而来。几间民房逐渐不够用了，郭春园跑遍了深圳的大街小巷，终于在蔡屋围的金塘街买下了一幢四层小楼，深圳市政府正式批准成立了"深圳平乐骨伤科医院"。1986年9月28日，医院正式挂牌开诊。

　　从今天来看，我们不得不佩服郭春园的长远目光和开阔胸怀，也许，他并没有太多经济头脑，他只是想再建一座骨科医院，实现救死扶伤的朴素愿望，而当时的蔡屋围，不过是深圳特区版图上毫不起眼的一个普通街区。

　　谁能想到，30年后，这里相继崛起了深圳的标志性建筑——地王大厦和深发展大厦。虽然，在那高楼林立、寸土寸金的建筑群中，深圳平乐骨伤科医院的小楼毫不起眼，但郭春园当年买下的这栋小楼，价值已翻了数十倍。他给后人留下了深圳第一家骨伤科二甲医院这样的宝贵财富。

二、股权和献方

　　医院的发展逐步走入正规，但新的矛盾又产生了。这次矛盾的焦点，主要围绕医院的归属和未来的走向。矛盾双方主要来自家庭内部成员，一方是郭春园；另一方是郭维笃，郭春园的二儿子。

　　郭春园南下深圳创业，郭维笃是先行者。某种程度上，也可以说是郭维笃的游说，才促使郭春园坚定了南下的决心。

　　医院成立了，产权怎么界定，下一步怎么发展，父子二人的观点发生了尖锐的冲突。

　　在郭春园的心中，自己这么多年一直是组织上的人，这次南下深圳，也是拿着郑州市卫生局的介绍信来的，资金也是从河南贷款来的。自己的根在河南，医院也要归属于河南。所以，在深圳平乐骨伤科医院的产权归属问题上，他毫不犹豫地要将其纳入郑州市国有医疗体系之中。

　　这就是郭春园的性格，也是他一生笃定的信念，从当年成立联合诊所、联合医院，到后来成立的郑州市骨科医院，他一直都是这么走过来的，从来没有要过一分钱的股份。到了晚年，又来深圳创办第三所医院，他不会也不能违背自己的原则和意愿，做出其他选择。

　　在郭维笃的观念里，深圳平乐骨伤科医院是父亲和自己，以及数十名创业者白手起家、自力更生创办起来的，上级没有任何拨款，资金是从四面八方筹借来的，医院打的是郭春园的招牌，挂的是老家平乐的名字，用于临床的技术和药方是郭氏祖传的，现在医院建成了，应该明确一下医院的产权，应该有一定的自主权。不说这个医院是郭家的，但至少也应该是股份制吧！如果医院实行股份制，将会在更大程度上激发医院人员的积极性和创造性，也会更有利于医院未来的发展。

尽管从筹建医院开始，一直到挂牌坐诊看病，郭春园都是冲在第一线，但他在医院没有担任任何职务，也没有什么合适的名分。一来，他一向把名利看得很淡，从来不去计较；二来，出于培养接班人的考虑，也该是让年轻人出来挑大梁了。但为了阻止医院实行股份制，他不得不站出来，用自己的名誉和权威，来维护他认定的原则。

1989 年初，在争辩无果、矛盾不可调和的情况下，医院不得不进行院长竞聘上岗。尽管郭维笃竞选成功，但在组织的出面干预下，还是由郭春园出任了医院的院长。从此，深圳平乐骨伤科医院被明确列入了郑州市医疗卫生系统单位的序列，为县级全民事业单位，实行独立核算，自负盈亏。

不少熟悉医院创建史的人，也不理解郭春园的执拗和做法。当初，深圳平乐骨伤科医院属于"民办公助"，在产权一开始就未完全明晰的情况下，又地处深圳经济特区这一改革开放的最前沿，作为医院创办人之一的郭维笃，要求推行股份制，这是一个极具改革创新精神，符合党的政策，又顺应医院未来发展的正常举动。加上各方筹措的资金，哪怕让国有享有大股，个人享有小股，郭家享有秘方专利的股份，也完全无可厚非，郭春园又为何非要这样做呢？

也许，这就是郭春园，他早已把个人的一切与国家的利益紧紧连在了一起。换成别人，也许是个多方共赢、皆大欢喜的结局，但郭春园就是郭春园，他认准的理，谁也说不服；他看准的事，谁也改变不了。面对大家的不解，他淡然一笑："我要是自己办医院，还用等到今天吗？"

儿子郭维笃尽管饱受委屈，但最终还是理解了父亲。郭春园这一辈子，把一切都献给了国家，献给了事业，他的人生信条就是奉献，他怎能在晚年新创办的第三所医院中，自己占有股份呢？让一个从 20 世纪 50 年代到 80 年代，一直与组织同呼吸、共命运的老人，改变信仰，做违心之举，谈何容易？

不可否认，郭春园失去了很多，但他也因此得到了更多，这些得失，早已不能用金钱来衡量和判断。

2002 年 9 月 30 日，一条来自深圳平乐骨伤科医院的新闻，引起了人们的注意：平乐郭氏第五代传人、原深圳平乐骨伤科医院首任院长郭春园主任医师，亲自将 13 种祖传秘方交到了现任医院院长黄明臣手上，了却了老先生多年将祖传秘方无偿献给国家的夙愿……

郭春园老先生此次献出的 13 种骨科中药秘方，均是在家族秘传方剂的基础上，经过他 60 余年从医实践，不断改进的有效方剂。这些方剂已经在深圳平乐骨伤科医院中广泛应用，之所以要举行正式的献方仪式，用老人自己的话说，是为了解决秘方的知识产权问题，确保家族后辈将来不会与医院发生秘方的知识产权之争。

平乐骨伤科医院的员工们都清楚，老院长捐出的这些凝聚着郭家几辈人心血的秘方，意味着什么。如今，在老院长郭春园用心血和汗水创建的这所公立医院里，用这些秘方生产出来的中成药，一年的销售额就达 800 多万元，如果将这些秘方申报国家新药，年销售收入则会以千万元计。郭春园将这笔巨额财富无偿捐献给国家，该是何等的胸怀！

值得注意的是，新闻报道的时间是 2002 年 9 月 30 日，国庆节的前一天，实际的捐献时间是 9 月 26 日，而医院成立的时间是 1986 年 9 月 28 日。这是一个精心挑选的，具有特殊纪念意义的日子，在祖国 63 岁生日和医院 16 周年院庆的前夕，郭春园捐献出了 13 种祖传秘方和验方的专利权。郭春园说："我把秘方捐献出来，就是为了不让后辈与医院争知识产权。凡我子女、学生，都有使用这些药方为患者治病的权利，这也是我此生惦记的最后一件大事。"

捐献仪式上，当黄明臣院长接过老院长郭春园递过来的药方时，手都在微微颤抖，这是郭家几代人的心血啊。在医院快速发展的形势下，郭春园这样做，完全是在为医院着想，他是在替医院的后任者解除后顾之忧，也是在为医院的发展贡献自己的力量。

为了医院的发展，为了国家的利益，为了人民的需要，郭春园献出了自己的一切。

20 世纪 50 年代，吴运铎曾写过一部小说《把一切献给党》，而新时代的郭春园，又续写了它新的篇章。

三、在大爱中永生

拿着 X 光片，徒手为患者诊断、正骨，是 20 年前骨科大夫要面临的临床现状。双手长期暴露在 X 光线下，手很容易被辐射、烧灼，从 20 世纪 50 年代到 80 年代，为了救治患者和医学教学，郭春园就是这么度过的。作为医生，他最清楚放射线对身体的危害，可他做事太认真。按要求，骨折对位只要 2/3 达到功能位就可以了，但他追求 100% 解剖复位，对每个患者的复位都追求完美。带学生时，本来示范一次就可以，他总要多示范几次。

从 1992 年，郭春园的左手食指开始逐渐溃烂，伤口长期化脓。但为了给患者的断骨准确复位，他一直不肯截指，他说："没了手指，我咋给患者治病？我年纪大了，留着手指，能帮一个患者是一个。"郭春园的两只手经常痛痒难忍，经常要浸在热水里才能缓解。

1997 年，年过七旬的郭春园开始动笔，把 60 多年积累的医疗实践和临床经验进行总结，每幅正骨手法的图例，他都要一笔一笔画出来，春去秋来，呕心沥血，经过 5 年的辛勤写作，终于出版了 50 余万字的《世医正骨从新》，这是他平生以来第二部中医正骨专著。

2001 年，郭春园受伤的手指查出了鳞状上皮癌，不得已要截指，当常年裹缠的纱布被撕开，血肉模糊的残指，让在场的人们都潸然泪下。

本来，为了防止癌细胞扩散，应该把左手拇指、食指全部截除，但郭春园为了不让这只给患者把脉的手废掉，坚持保留拇指，最后只截了半根食指。

截指并没能阻止癌细胞的扩散。癌细胞从断指处顺着胳膊一路转移，侵袭了郭春园全身多处淋巴。他的身体每况愈下，先后两次手术以切除腋下和膈肌上的淋巴肿瘤。此外，他还患有严重的心血管疾病，但他以坚强的意志，一次次战胜病痛的折磨和死神的考验，只要身体还能支撑，他就像平常一样，出现在医院三楼尽头那间十多平方米的诊室，那是他常年坐诊的办公室兼临时宿舍。在每天上午例行查房时，时常能看到他拖着病态的身体，耐心地与患者交流。

工作是美丽和神圣的。一位著名的电视主持人曾出过一本书——《痛并快乐着》。郭春园的很多个日日夜夜，就是这样度过的。

在郭春园郑州的家中，客厅里摆的不是沙发，而是一张木板床。这是他为随时找到家里来的患者准备的，不管患者是一身泥，还是一身土，甚至身上是血，郭春园的家门都时刻为患者敞开。

自 1985 年以来，深圳平乐骨伤科医院先后 3 次搬家，条件一次比一次好。可是他自己，一直都住在医院三楼走廊尽头的那间诊室里，是诊室也是卧室。平时，不管在休息还是吃饭，只要有患者前来，他都会立即放下碗筷，或从床上起来，招手让患者进来。他自己睡的那张小床，就是患者的诊疗床。遇到患者要检查，不管是什么人，不管身上有多脏，他都让患者躺在上面接受检查。到了晚上，简单地打扫之后，便成了他睡觉的地方。

几十年来，郭春园一年四季都是脚穿布鞋，来深圳这么多年，他也一直保持着这个习惯。起初，他的子女很不理解，有时在家里觉得他跟不上形势，有点"土老帽"。医院里，他的一些弟子也以为他想省钱，舍不得穿皮鞋。郭春园说："我穿布鞋不仅仅是为了省钱，它穿在脚上走路轻便，不会像穿皮鞋那样有声响，出入病房时，不会打扰到患者。"

从郑州家中那张木板床，到深圳医院那张小床；从左手那半截残指，到脚下那双布鞋，郭春园的心中，时刻想到的都是患者，一切都是为了患者，却很少考虑自己。

在深圳平乐骨伤科医院继任院长黄明臣看来，以下这些，若不是与郭春园亲自共事，亲眼所见，连他自己都难以置信：郭春园一辈子都没坐过飞机，没出过国，没用过手机。30 年前的皮箱，15 年前的冰箱，在他去世前一直在使用。

郭春园很少去考虑物质享受。2002 年 3 月 3 日，从郑州来深圳接任医院院长的黄明臣，到医院三楼走廊尽头，去他的诊室看望他，忙碌了一天的郭春园正吃着最简单的面条。后来他才知道，老院长有时也会改善伙食，那就是到医院旁边的小饭馆，喝碗家乡的羊肉汤。

他那套唯一的二手房，是在 2001 年，他觉得身体日渐虚弱，为了让老伴有个住的地方，才买下的。可是，30 万元的房贷，他真的拿不出来，便只好到银行去办理按揭贷款。

去世前，他多次住院，又多次吵着要出院。不能给人看病，他忍受不了；住院花那么多钱，他也觉得心疼。就是这样，他也不把钱"当回事"，住院期间，他先后收到48800 元的慰问金，他一分也没动，全部交到医院财务，以作为特困患者的救助金。

郭春园从医 60 余载，办了 3 所医院，捐献了全部的祖传秘方，写出了两部专著，带出了 197 名高徒，救治了数万名患者。2005 年 2 月 26 日，这位全国著名老中医、郑州市骨科医院和深圳平乐骨伤科医院的创始人，在深圳永远地闭上了眼睛，告别了这个让他无限眷恋的世界。郭春园去世后，卫生部、国家中医药管理局给他追授了"人民健康好卫士"的荣誉称号，号召全国卫生系统向他学习；广东省委追授他"模范共产党员"荣誉称号；深圳市委、市政府作出向"一心为民的好医生"郭春园学习的决定。

苍生大医死而后已，中华骨魂彪炳史册。

2008 年 6 月 14 日，经中华人民共和国国务院批准，中华人民共和国文化部颁布的第一批国家非物质文化遗产扩展项目名录——深圳"平乐郭氏正骨医术"和洛阳"中医正骨疗法·平乐郭氏正骨法"均赫然在列。

如果说，洛阳的平乐郭氏正骨法能够入选国家级非物质文化遗产，是因为平乐郭氏正骨的发源地在洛阳，因为200多年来平乐郭氏正骨代代相传的大本营在洛阳，因为中医正骨疗法项目代表性传承人郭维淮在洛阳。

那么，年轻的深圳也能入选这项国家级非物质文化遗产，则完全是因为郭春园能亲率弟子、学生，来深圳创办深圳平乐骨伤科医院，弘扬和传承平乐郭氏正骨医术，最终使平乐郭氏正骨在深圳扎根，结出了累累硕果。

国家申遗，花落两家；洛阳深圳，两地共赢。

这是两地都没有想到的欢喜结果。平乐正骨，天下一家。郭氏家族的列祖列宗和郭春园在天之灵，都应该感到欣慰。也许，这正是他们所期待的，他们懂得——一花独放不是春，万紫千红春满园。

第十六章 数风流人物，还看今朝

——第六代传人郭维淮（上篇）

良医处事，不矜名，不计利，此其之德也；挽回造化，立起沉疴，此其之功也；阐发蕴奥，聿著方书，此其立言也。一艺而三善咸备，医道之有关于世，岂不重且大耶？

清代华岫云

一、生平简介

郭维淮（1929 年 8 月—2016 年 4 月），主任医师，中共党员，曾任河南省洛阳正骨医院名誉院长，平乐郭氏正骨第六代传人。

他幼承庭训，随父亲郭灿若和母亲高云峰学习正骨医术，16 岁独立应诊。1952 年，高云峰和郭维淮积极响应党和政府号召，将郭家祖传正骨秘方，捐献给祖国和人民。1952 年，郭维淮在洛阳专区医院参加工作，任中医科主任、洛阳市第二人民医院骨科主任。1956 ～ 1958 年，郭维淮协助母亲高云峰创办了河南省在洛阳正骨医院、河南省平乐正骨学院、河南省正骨研究院，是我国现代中医骨伤医疗、高等教育和科学研究的开拓者。1956 年、1959 年被评为全国先进工作者，出席全国先进工作者代表会议和全国劳模群英会。1958 ～ 1966 年，郭维淮参与了河南省平乐正骨学院四个本科班、三个专科班的教学工作，教授学生 230 人。据统计，全国有骨伤系或附属医院中，有 20 余所中医学院设有骨伤科，其中 14 所中医学院骨伤系主任或骨伤科主任，都是平乐正骨学院的毕业生，还有一些毕业生担任学院的领导和省级专家学术委员会领导。

1978 年至 1991 年，郭维淮任河南省洛阳正骨医院院长、正骨研究所所长。在他的领导下，平乐郭氏正骨依靠现代科学技术，取得了一系列重大成果，洛阳正骨医院发展成为集"医疗、教学、科研、产业"于一体的大型现代化医疗机构，是全国三级甲等医院、全国骨伤科医疗中心、全国骨伤医师培训基地。

1991 年，郭维淮被国务院授予"国家有突出贡献的专家"称号；1993 年被河南省委、省政府命名为"优秀专家"；1994年被人事部、卫生部及中医药管理局确定为首批国家名老中医专家；1995年荣获卫生部、人事部颁发的"白求恩奖章"；2006年，被中华中医药学会授予"国医楷模"称号，荣获首届"中医药传承特别贡献奖"；2007年6月被国务院、文化部定为首批国家级非物质文化遗产中医正骨疗法项目代表性传承人；2007年获全国"中医名师"称号；2008年被河南省中医管理局授予"河南中医事业终身贡献奖"。

郭维淮从医60余载，使具有200多年历史的平乐正骨发扬光大，成为国家级文化遗产项目。

在学术上，他提出"整体辨证、内外兼治、筋骨并重、动静互补，防治结合"五原则，以及"破、活、补"三期用药原则等一系列重要理论，成为中医正骨理论的基本原则。在教学上，他组织编写了《正骨学讲义》《简明正骨》，创立了一套系统的中医正骨教学方法，培养的学生遍布全国，且大都成为知名专家、教授。1981年3月，卫生部指定洛阳正骨医院为全国骨伤科医师培训基地。

在科研上，他利用现代科学技术对平乐正骨进行深入研究，共获得科技成果奖9项，出版著作7部，发表学术论文37篇。1991年，被河南省科委授予"优秀院所负责人"和"优秀科研工作者"。在他的主持下，洛阳正骨医院在科研创新上取得了一系列重要成果，为推动中医骨伤医学的发展做出了重要贡献。

在产业发展上，他对郭氏祖传秘方进行研究，提高疗效，使其不断完善。其中，"筋骨痛消丸"被列入国家中药保护品种、国家火炬计划项目。洛正制药厂和洛正医疗器械厂生产的产品获得多项国家专利，取得了良好的社会和经济效益。他担任主编的国家科技核心期刊《中医正骨》，是中华中医药学会系列杂志和全国中医药优秀期刊。

郭维淮一生悬壶济世，心系苍生，医德高尚，医术精湛，治愈过无数骨伤病患者，并为中央领导人治疗骨伤病，是中医正骨的学界泰斗和一代宗师，为中医正骨事业的发展做出了重大贡献（图16-1）。

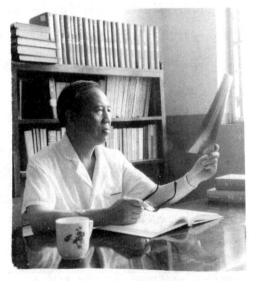

图16-1　郭维淮先生工作照

二、小荷才露尖尖角

郭灿若中年得子，自然喜不自胜。儿子郭维淮从小就聪明好学，乖巧懂事，被全家人视作心肝宝贝，但夫妻俩对他却从不娇生惯养。在做人和学业方面，对他的要求更为严格。

郭家有棉花行和钱庄，但他们并没有让儿子参与商业经营活动，经商利润大，风险也大，稍有不慎就可能倾家荡产，只有祖上传下来的正骨绝技，才是郭家安身立命之本。

他们也不急于让儿子做一名乡村郎中，儿子应该有更大的出息和更好的前程。为了让孩子不受干扰地安心读书，郭灿若夫妇将儿子送到了远离洛阳的沁阳高中读书。郭维淮没有辜负父母的希望，在学校，他一直是品学兼优的好学生。

天高任鸟飞，海阔凭鱼跃。郭维淮的理想是考入医科大学，成为一名优秀的医学家。就在郭维淮离梦想越来越近的时候，一场突如其来的变故，改变了他的人生方向。

16 岁那年，放假回家的郭维淮，拿着成绩单给父母报喜，儿子取得了好成绩，父母自然十分高兴，但是没过几天，父亲的一个决定，让郭维淮的生活发生了改变。

父亲患有"鼓证"（肝硬化），郭维淮是知道的，不然父亲也不会违逆"传男不传女，传本家不传外姓"的祖训，把郭氏正骨的绝技传给母亲。父亲希望他继承祖业，扛起平乐郭氏正骨的大旗，郭维淮心里也十分明白。

现在的郭灿若感觉到自己的身体每况愈下，他担心儿子再不接班，恐怕自己就等不到那一天了。郭灿若把自己的想法告诉了儿子，让他不要再读高中了，在家和父母学习正骨。开始郭维淮坚决不同意，他要考大学，要实现自己的人生梦想，他和父亲辩解、争吵、抗争，没有丝毫退让。

然而，就在郭维淮快要开学的时候，突然手脚麻木的郭灿若，更加意识到了问题的严重性，郭灿若一向宽厚温和，这次他真的发火了，说什么都不准儿子再上学了。明白事理儿的郭维淮知道，要是再这样坚持下去，不仅会让父母伤心，自己也会无法安心学习。百事孝为先，郭维淮听从了父亲的安排，放弃了自己的大学梦，跟着父母一门心思地学起了正骨。

郭灿若为了让儿子彻底安心，把儿子的婚姻大事提上了议事日程。郭家在当地是中医世家，名门望族，声誉有口皆碑。

郭维淮青年才俊，相貌学识和人品家境在当地都是屈指可数。听说郭家要给儿子提亲，这远近十里八乡的来求亲的人，把郭家的门槛都快踏坏了。

儿子郭维淮的终身大事，郭家是慎之又慎。在几番挑选后，定下了孟津县铁谢镇谢家之女。谢家闺女叫谢雅静，芳龄15岁，人长得水灵秀气，性情温和，知书达理。谢雅静是父母的掌上明珠，金枝玉叶，父亲是国民党某部队参谋长。一方是大名医、大豪绅，另一方是大军阀、大官僚，两家门当户对，双方对这门亲事都非常满意。于是，婚事就这样定了下来。

成亲那天，新媳妇是被八抬大轿抬着来的，前面有吹鼓手开道，两边有手枪队护驾，后边还跟着十几辆轿车，这样的迎亲场面，在平乐村前所未有，见所未见，把乡亲们一个个都看傻了眼。郭维淮成亲那天，郭家大院是张灯结彩，喜气洋洋，高朋满座，光是喜宴就摆了四五天。新婚之夜，当郭维淮看到面若桃花、娇艳欲滴的新娘时，一股甜蜜的幸福感向他袭来。从此以后，夫妻琴瑟和鸣，比翼双飞。

条条大路通罗马。郭维淮没因大学梦的破灭而意志消沉，老祖宗传下来的平乐郭氏正骨虽海内闻名，但还需要改进提高，他决心在传承祖传正骨医术方面成就一番事业。

学习正骨医术，郭维淮有着得天独厚的条件。父亲郭灿若是当今一代正骨宗师，母亲高云峰继承郭家祖业，医术精湛，远近闻名。郭维淮的血液里也传承了郭氏正骨的优良基因，在父母的悉心指导下，他的正骨技术进步很快，加上聪明好学，能吃苦，肯钻研，没多久便能独立坐诊了。

其实，郭维淮心中一直有个谜团，人体骨骼究竟是什么样子？究竟有多少块骨关节？彼此之间是怎样的关联？学习正骨多年，也治愈过许多骨伤患者，但都是隔着皮肉摸骨头，如雾里看花，水中望月，毕竟不够客观真实。如果有一副人体骨骼标本，那该有多大帮助啊。强烈的好奇心和医生的使命感，让郭维淮做出了一个大胆的举动。

有一天，郭维淮从乱坟岗背回一具无主尸体，他要亲自动手制作一副人体骨骼标本，把问题搞个明白，以解开多年的谜团。郭维淮的大胆之举，吓坏了郭家的男女老少，也遭到了母亲的责怪，郭维淮非但不听，反而把尸体洗洗刷刷，上笼蒸了起来，最后将处理干净的骨骼，用铁丝一个个地串起来，真的就做成了一架人体骨骼标本。郭维淮像是得了宝贝似的，没事儿就围着骨骼标本看，一边看一边记录，还拉上母亲一起研究。郭维淮问母亲："妈，你说说，人体有多少骨头？"高云峰回答："我以前听人家说，一年有365天，人有365块骨头。"郭维淮说："妈妈错了，那是古人形而上学的说法。古时候玄学盛行，喜欢以自然现象来解释人体；现代医学都在研究解剖，不信你亲自数一数，那结论肯定是错误的。"经儿子这么一说，也激发了高云峰的兴趣，她仔细数了一遍，终于弄清楚了。原来，人体骨骼是由 206 块骨头组成的。

儿子学习正骨肯下如此工夫，做母亲的心里特别高兴，她相信儿子将来一会超越自己，一定会有更大的出息，高云峰的脸上露出了欣慰的笑容。

三、雏鹰蓝天展翅飞

近 200 年来，郭家五代人都在郭家大院门口的老槐树下，悬壶济世，解救苍生。几个长条凳，就是"候诊室"；一个拌药碗，就是"药房"；一把圈椅、一张木板床，就是"手术台"；还有一些竹片、砖胚之类的东西。以上就是看病的全部家当。

他们日出而作，日落而息，自然而有规律。以家庭为单位，以私有制为基础，平乐郭氏正骨就是以这种传统的方式代代相传，到郭维淮继承祖业的时候，已经整整传了六代。没有谁去想改变什么，也没有谁觉得应该改变什么，从清代嘉庆年间开始，郭家人就这样年复一年，日复一日，周而复始地生活着。

1952 年，郭家延续了近 200 年的诊疗模式，终于被"离经叛道"的第六代传人郭维淮打破了，他也在自己的人生道路上，勇敢地向前迈出了第一步。

1952 年，刚成立不久的中华人民共和国，医疗卫生事业十分落后，面临着疾病丛生、缺医少药的困难局面。国家意识到，像旧社会那样主要靠家传、师授、私人办学等途径培养中医药人才，已经远远不能适应大规模社会主义建设和提高人民医疗水平的需要。

为了尽快培养一支高水平的中医队伍，加快发展我国医疗卫生事业。中华人民共和国成立初期，党和政府重点开展了以下工作：一是有步骤、有计划地整合中医药人才队伍，吸收大批中医人才参加全民和集体所有制医疗机构的工作；二是组织开办中医进修学校及进修班，对现有的中医队伍进行专业培训；三是组建联合中医医院、联合诊所，以及农业合作社的保健站等单位。

依靠国家力量，把发展中医药事业提升到国家发展的战略层面，有组织地建立健全中医药卫生机构，它是对中国几千年来医疗体制的变革和创新，代表着中医药事业发展的未来与方向。这些，只有代表广大人民利益的中国共产党可以做得到。

出身于中医世家，善于接受新思想和新事物的郭维淮，感受了新时代的变化，他拥护共产党的中医政策，也被共产党的中医政策所感动，作为一个有朝气、有文化、有理想、有追求的年轻人，他要投身到这个时代的大潮中去，走出郭家大院，参加革命工作，做一名为人民服务的好医生。

有位作家曾说过：人生的道路虽然漫长，但紧要处常常只有几步。

人的一生都会有几个重要的转折点，在机遇面前，如何做出正确的抉择，是对一个人判断力、行动力的考验和挑战。选对了人生目标，走好这关键的几步，就会成就一番事业，书写出精彩华美的人生篇章。

1952 年，洛阳专区医院扩大编制，培训中医，成立中医科，郭维淮赶去报了名，他迈出了这人生的重要一步。毫无疑问，郭维淮的选择是正确的，走出郭家大院的郭维淮，从此登上了新的人生大舞台。在今后的行医生涯中，他通过对中西医理论的深入学习和研究，对中西医骨伤科治疗方法的借鉴和比较，将现代科学技术和古老的祖传正骨医术相结合，在继承中创新，在创新中发展，使具有 200 多年历史的平乐郭氏正骨医术，更加发扬光大，成为中国中医正骨的主流学派，也使他成为了一名医术精湛、医德高尚、受人敬仰的学界泰斗。

郭维淮报名参加洛阳专区医院中医培训班的事情，他只告诉了妻子谢雅静，在医院没有正式录用之前，他不想让母亲担心，也不想在这时就遭到家族的反对。

可是，就在收到录取通知书的那一天，郭家族人还是知道了郭维淮要去当"公家人"的事情，一场风暴再次向郭维淮袭来。郭家族人气势汹汹地冲到老太太屋里，指责郭维淮不顾家族利益，捐献了秘方还不算，还要把老祖宗的正骨医术也出卖了。郭家族人在谴责郭维淮数典忘祖、大逆不道的同时，还指责高云峰教子不严，辱没门风，这些话让一向坚强的高云峰躲在屋里数度落泪。

郭维淮是奶奶的心肝宝贝，看到众人对自己的孙子不依不饶，百般指责，老太太是又恨又气又心痛，她一边大骂郭维淮是败家子，一边让众人先回去，保证不许他去当公家医院的医生。

族人激烈的抗议不是没有道理，祖宗留下来的秘籍和手艺，那是全体郭家人的宝贵遗产，用祖宗的正骨技艺给公家医院看病，来找郭家正骨的患者势必会减少，就会影响到郭家每个人的利益，这么大的事，郭家人岂能坐视不管？

众人散去，妻子谢雅静把丈夫找回来，奶奶、母亲和妻子一起劝郭维淮放弃去专区医院上班的想法，安心在家继承祖业。虽说中华人民共和国成立后，郭家的浮财都分给了贫下中农，家境不像过去那样富有，但是凭着祖上的正骨绝活，郭家人的生活保障还是没有问题的。

　　高云峰也不愿意儿子离开自己，丈夫当初顶着压力，教自己学习正骨技术，就是为了今后让儿子继承祖业，把他培养成为像先辈那样的正骨大师。现在儿子长大了，却要远走高飞，郭家的正骨绝技靠谁来继承呢？可是，不管大家如何劝说，郭维淮就是一声不吭，丈夫的个性，妻子谢雅静是了解的，只要他认准的事儿，就是八匹马也拉不回来。

　　为了帮助丈夫，谢雅静对家人谎称，丈夫去帮娘家盖房子去了，她让郭维淮躲了出去。看着高云峰一个人辛苦劳累，贤惠的媳妇一边给婆婆当助手，一边也学起了正骨。

　　在中医班培训，郭维淮十分珍惜来之不易的机会，废寝忘食，周末也很少休息。郭维淮读过高中，加上天资聪明，很快便崭露头角。

　　偷着跑出来参加培训班的，还有他的堂哥郭维新，学习也非常优秀。由于他俩的学习成绩在班里是最好的，被老师和同学们誉为郭家"双骏"（两匹骏马之义）。在培训班，郭维淮的业务水平和思想觉悟都有了很大的提高，这为他今后工作打下了良好的基础。

　　半年多的培训结束了，郭维淮完成了学业，被分配到洛阳专区医院中医科，因为他工作勤奋，医术高明，不久就被提拔为医院中医科主任。

　　在党的教育下，郭维淮政治上要求进步，工作上兢兢业业，经过不懈的努力，1955 年 12 月，郭维淮光荣地加入了中国共产党，实现了他梦寐以求的美好愿望。

四、呕心沥血编教材

　　郭维淮是河南省平乐正骨学院早期的建设者之一，是母亲高云峰的左膀右臂，担任着教研室主任和党支部副书记的职务，郭维淮和母亲高云峰一样，不仅承担着繁重的教学工作，还要给患者看病，工作繁忙程度不亚于母亲高云峰。

　　河南省平乐正骨学院创办于特殊的年代，一切都是白手起家，以至于首届学生开学后，学校还没有一本高等教育专用的中医骨伤科教材。1956 年，高云峰在举办正骨学习班时，曾编写过一本《郭氏正骨学》，虽然比较简单，但也体现了平乐正骨的精华，它作为临时教材被派上了用场。

　　孙炳烈是河南医学院毕业的大学生，被分配到河南省平乐正骨学院教书。学院发给孙炳烈一本《郭氏正骨学》，由于他对平乐正骨早有耳闻，又对高云峰十分敬仰，于是他请高院长在书上题词，以留作纪念。高云峰拿起钢笔，在书的扉页上工整地写下了"发扬祖国医学遗产，更好地为人民服务"，从题词中，孙炳烈看到了高云峰对后辈们的殷切希望。如今，孙炳烈早已是国内著名的骨伤科专家，但他把这本书一直珍藏至今。

作为国家高等教育学府，没有一本规范的中医正骨教科书，显然不能适应教学需要。因此，编写一本系统科学的中医骨伤科教材，是一项迫在眉睫而又十分艰巨的任务。

作为平乐正骨的第六代传人，郭维淮家学素养深厚，既有丰富的中医理论知识，又有多年的临床实践经验，编写教材的任务，便责无旁贷地落在了郭维淮的肩上。

为了编写好这本教材，郭维淮凭着对中医正骨事业的责任心和使命感，在高云峰的指导下，起早贪黑，废寝忘食，没日没夜地工作，他就像是一个不停旋转的陀螺。他白天给学生上课和看病，晚上牺牲休息时间编写教材，每天只有很少的睡眠时间。郭维淮的工资不高，家庭负担却很重，上有年事已高的老奶奶，下有 7 个尚未成年的女儿，但他总是千方百计地克服困难，省吃俭用，把节省下来的钱用来购买参考书籍。

在编写《正骨学讲义》时，郭维淮认真地研读了《本草纲目》《濒湖脉学》《医宗金鉴》《黄帝内经》《金匮要略》《伤科补要》《伤科大成》等许多古代经典医籍，深入挖掘平乐正骨医术的精髓，从理论和实践上对其进行研究和论述。经过一年零七个月的奋力拼搏，郭维淮编写出了一部 40 万字的《正骨学讲义》，这部教材作为我国高等教育中医骨伤学的开山之作，具有划时代的意义。

1958 年，鉴于郭维淮在教育医疗战线上做出的重要贡献，他被评为"全国先进工作者"。1959 年 10 月，再次被评为"全国先进工作者"，到北京参加了全国劳模群英会。

第十七章　无限风光在巅峰

——第六代传人郭维淮（中篇）

一、国家主席称他为"神医"

20 世纪 80 年代初，是我国加快改革开放，加快社会主义现代化建设的关键时期，国家领导人频繁出访，加强与世界各国的交流合作。在电视上，人们经常可以看到国家主席李先念的出访新闻。然而，又有多少人会知道国家主席李先念在出访前，还有一段小插曲。1984 年 10 月的一天，郭维淮接到中央保健局的通知，让他赶赴北京为中央首长看病，但是具体给谁看病，郭维淮并不知情。

在中央保健局，郭维淮没有被直接带去见患者，而是请他先看了几张 X 光片，让他对病情做出诊断。郭维淮拿起片子仔细端详了一会，说："从片子上看，患者得的是肥大性脊柱炎，这是西医的叫法，中医叫气虚肾亏型腰肌劳损，这种病属于慢性劳损性疾病，很顽固，用中医方法治疗要比西医效果好。"保健局的同志说："你诊断得不错，之前也请多位专家看过，诊断结论是一样的。不过，治疗了几个月，都没有什么明显效果。"保健局的同志又问："如果请你治疗，你有多大把握？"郭维淮回答："如果让我治疗，应该 1 个月左右能够治好。"保健局的同志又询问了具体的治疗方案，都得到了满意的回答，于是高兴地对他说："郭维淮大夫，你等我的通知。"

可是，当郭维淮得知是给国家主席李先念治病，而且李主席 1 个月后就要出国访问时，他还是感到了肩上担子的重量。但他还是充满信心，他对保健局的同志说："我一定全力以赴治好李主席的病，确保李主席如期出国访问。"

李先念的病情确实比较严重，已经明显影响活动很长时间了。李先念见到郭维淮时，和蔼地对他说："不要有思想负担，放心大胆地治疗。"郭维淮给李先念做了仔细检查，进一步确定了病情，他安慰道："李主席请安心养病，不要着急，只要配合治疗，病很快就会好，不会影响出国访问的。"听了郭维淮的话，李先念和夫人林佳楣放心了许多。

郭维淮采用郭家祖传的手法治疗，每天坚持给李主席做按摩，再配合服用祖传秘方配制的养血止痛丸（现名筋骨痛消丸），仅用 7 天时间，就收到了显著的效果，李先念在不需要人搀扶的情况下，能够下床独立行走了，又经过一段时间的治疗，李先念的身体恢复了健康。

李先念高兴地说："很早我就听说过洛阳平乐正骨，知道你们郭家出过许多正骨大师，今天我又亲身体验了它的神奇疗效，果然是名不虚传啊！"李先念拉着郭维淮和夫人林佳楣的手走到屋外，和身边工作人员一起合影留念。

1984 年 11 月 10 日，李先念主席乘坐的专机飞上蓝天，如期对西班牙、葡萄牙、马耳他进行国事访问，访问取得圆满了成功。

出访归来的李先念，高兴地说："西班牙皇宫里没有电梯，那 100 多个台阶，我是一口气走上去的。"

李先念主席国事繁忙，日理万机，后来旧病又复发过几次，每次都是郭维淮赴京为其治疗。

有一次，郭维淮到北京参加人民代表大会，会上见到李先念主席，李先念拉着郭维淮的手向周围的同志介绍："这就是给我治好腰痛的神医，郭维淮大夫啊！"

郭维淮还先后给张爱萍、胡启立、李德生、胡乔木、丁关根等领导同志治过病，都收到了满意的效果。

为中央领导治病的事情，郭维淮从未向人提起过，就连他的家人也都毫不知情。1987 年，时值洛阳正骨医院庆祝建院 30 周年。一天，医院接到了一封来自北京的贺电，电文是："河南省洛阳正骨医院：值此建院卅周年之际，特函祝贺！希望运用现代科学技术，发展中医正骨事业，为人民群众造福。"落款人是中华人民共和国主席李先念。

国家主席发来贺电，医院上下一片欢腾。但是，人们在欣喜之余又疑惑不解，医院院庆，李先念主席为何会来电庆贺？这时有人联想到了郭维淮的几次进京，在大家的再三追问下，郭维淮微笑着说："给中央首长看病毕竟屈指可数，我的主要病号是广大老百姓，我天天在医院给人民群众看病，大家只要知道这一点就行了。"

郭维淮从不把为国家领导人看病当作炫耀的资本，更不会为此谋取任何私利，有人不理解他，他却说："治好病就行了，我没想那么多。"在郭维淮眼里，患者都是平等的，为患者治病是他的天职，把患者的病治好了，他也就心满意足了。

如果不是因为李先念主席发来贺电，如果不是人们的再三追问，郭维淮为国家领导人治病的故事，或许将永远成为尘封的历史。

二、白求恩奖章闪金光

1991 年，国家卫生部设置"白求恩奖章"荣誉称号，旨在表彰做出突出贡献的医疗卫生工作者，它是对全国卫生系统模范个人的最高行政奖励，其获奖者都是德艺双馨的医之楷模。

郭维淮是 1995 年全国第二批"白求恩奖章"的获得者，全国仅有 4 人，他也是代表全国中医界的唯一获奖者。在北京举行的颁奖大会，全国人大副委员长钱正英亲自为郭维淮颁奖。载誉归来后，河南省委书记李长春又亲手给郭维淮披红戴花。

在鲜花和荣誉面前，郭维淮淡淡地说："是党和人民给我创造了这样的环境和条件，我只是做了一名医生应该做的工作。"弟子们为了感谢他的培育之恩，要给他彰匾，他坚决不答应，他说："这是家承党恩，后浪推前浪，水到渠成，顺其自然的事。"

大象无形，大爱无声。

生活中的郭维淮是一位和蔼善良、为人谦逊的老人，在他的身上，丝毫看不出名医大家的样子。他说话不多，但说出来的话亲切而温暖；他心里装的全是患者，当他望着患者的时候，脸上会浮现出慈祥的微笑，目光里是满满的爱。郭维淮说，尽最大努力为患者治好病痛，是他生命的价值所在，患者康复出院的那一刻，是他感到美好和幸福的时光。

郭维淮的那双手，又红又肿、疤痕累累，像是被火灼烧过似得，当他用手触摸患者的时候，往往会引起患者的好奇和不解。但是，了解郭维淮的人都知道，他的那双手是因为长期在 X 光线下为患者接骨，X 光辐射造成的伤害。"平乐正骨讲究手法复位，过去一直是靠手的感觉接骨对合，有了 X 光机后，为了更好地让患者的骨折复位，我们就在 X 光下工作。虽说有铅手套，但戴着很不方便，一着急就赤手上阵了"，郭维淮老人如是说。

郭艳锦是郭维淮的二女儿，也是一名医术高超的正骨医师。她记得年轻时，每次父亲从医院回来，第一句话便是："今天 X 射线又吃多了。"

"手背上的这些伤都是 X 射线灼伤的，虽然有 20 多年不接触射线了，但还是钻心地痒"，身患帕金森病多年的郭维淮，口齿有些不清，但思维依然敏捷。

郭维淮老人不能坐诊了，但是他那双为无数骨伤患者解除伤痛的手，和手上因岁月而积攒下的累累疤痕，真实见证了老人悬壶济世、救死扶伤的一生。

郭维淮坦言，母亲对他人生的影响最大，高云峰精湛高超的医术，善良正直的品质，博大宽广的胸怀，有胆有识的义举，敢作敢为的担当，言传身教的苛刻，都在潜移默化地影响着郭维淮，成为他一生宝贵的精神财富。

母亲对患者的那种关爱，给他的印象尤为深刻。他在回忆母亲时，深情地说："我母亲给患者看病，就是到了吃饭的时间，不给最后一位患者看完，她是不会去吃饭的，有时她还让大老远来求医的患者住在家里，帮助他们解决实际困难。"

郭维淮像母亲高云峰一样，秉承"医者父母心"的古训家风，视患者如亲人，全心全意地为患者服务。

有一次，郭艳锦和父亲一同坐诊，看着满屋的患者，郭艳锦产生了急躁情绪，讲解病情时流露出了不耐烦的表情。回到家后，郭维淮非常严厉地批评她说："患者大老远赶来看病，有的是从很偏远的山村辗转来的，他们本身已很痛苦了，无非是想多了解一下自己的病情，以及怎样少花钱还能治好病，我们怎么能不给他们讲清楚呢？"

30 多年前，焦作市孟县（今河南孟州）有位叫耿才能的农民，患了肘关节骨折脱位，他找到郭维淮家，上门求医问诊。当郭维淮得知他身无分文，妻子有精神病，家里十分贫困时，不但把他留在家里管吃管住，还为他免费治好了骨伤。30 多年来，耿才能始终没有忘记郭维淮，经常来医院看望郭院长，感谢他的大恩大德。

郭维淮看病是没有时间概念的，他和母亲高云峰一样，不看完最后一位患者是不会下班的，即便是节假日，他也很少有时间和家人团聚，享受天伦之乐。他常说："过年过节人们就不得病啦？患者第一，这是医生的天职。"只要有患者求诊，不论何时何地，他都先把自己的事情放到一边。就在他小女儿结婚那天，他还在照常上班，直到看完最后一位患者。

郭维淮最大的心愿，就是患者能有一个满意的疗效。在为患者看病时，他总是千方百计地为患者着想，反复研究病情，制定最科学合理的治疗方案，让患者痛苦小，创伤小，见效快。如果遇到一时解决不了的难题，他就感到很内疚，回到家里便反复看书，认真研究病情，直到找到满意的答案为止。

郭维淮是国家中医药管理局确定的名老中医带徒导师，她的大女儿郭艳丝就是他第一批带出来的高徒之一。不幸的是，1991 年，郭艳丝在一次车祸中遇难。灾难面前，郭维淮强忍着老年丧女的巨大悲痛，经过短暂的调整，他又开始在医院坐诊，他说："我当了一辈子医生，离不开患者，在患者面前我什么烦恼都忘记了。"

对郭维淮来说，结婚 60 周年，本应该好好庆贺一番，然而，就在这一年，相濡以沫、同甘共苦的妻子谢雅静又离开了他。亲人的相继离世，对于一个古稀之年的老人来说，打击是巨大的，其悲伤的程度是可想而知的。但是不久，人们又看到郭维淮老人迈着蹒跚的步子来到医院，因为这里有他需要医治的患者，还有国家交给他的"十五"国家科技攻关计划的课题。

郭维淮当院长十多年，从没有为自己家人谋过半点私利，这是洛阳正骨医院的同事们所公认的。

早些年，医院为了落实知识分子政策，改善大家的住房条件，盖了一栋"高知楼"，分给郭维淮一套，他们家是双职工，老两口都是高级职称，但他们夫妇俩执意不肯搬进去，郭维淮说："现在房子紧张，房子不够高级知识分子每人一套，还是先分给最需要的人住吧！"他们一直住在20世纪70年代建的阴暗潮湿的平房里，直到后来新建住房多了，他们才搬了家。

在一次家庭聚会上，郭维淮对四个从医的子女严肃地说："我要你们向我保证，一不准吃请，二不准收礼，三不准脱岗捞外快。"他又说："你们都要牢牢记住，先要学会做人，才能成为一名好医生。"他深情地对老伴说："咱们为人民服务也要'无菌操作'啊！"这就是郭维淮对自己、对家人的要求，更是一位人民好医生高尚情操的体现。

郭维淮的徒弟张梦环说："我跟郭教授学习3年，没给老师送过一次礼，因为我知道他的脾气。作为学生，还有他的家属，有一项艰巨任务，那就是追出诊室、追出家门，去退回患者送给他的礼品。郭老师常说，医生的职业是崇高的，白衣的纯洁形象不能被玷污，也许一个人、两个人能改变的很少，但我们的行为能通过患者辐射到社会的各行各业，一切应该从自己做起，要树立良好的医生形象、党员形象。"

郭维淮把名利看得很淡，从没有想到要去索取什么。郭氏祖传秘方和绝技是正骨医院医疗、科研、教学特色的重要组成部分，仅郭氏传统药物这一项，每年就可为医院创造数百万的效益。有人提出应该给郭家人报酬，郭维淮拒绝接受，他说："我在生活上无欲无求，从来没有想过向医院索取一分钱的报酬。"

1991年，郭维淮从院长岗位上退下来后，北京、新疆、海南、广东和河南省内30多个单位高薪聘请他，甚至香港、台湾等地有关人士也以丰厚的待遇请他去开诊所，面对这些金钱物质的诱惑，他都一一谢绝了。有人说他"真憨"，他笑着说："我甘愿当这个憨子。"

高山仰止，人淡如菊。

　　在《纪念白求恩》一文中，毛泽东号召大家向白求恩同志学习，做一个高尚的人，一个纯粹的人，一个有道德的人，一个脱离了低级趣味的人，一个有益于人民的人。毛泽东说的这"五种人"，郭维淮都做到了。

　　郭维淮一生致力于正骨事业，无怨无悔，他的人生是幸福而辉煌的。

第十八章　永不止步的攀登者

——第六代传人郭维淮（下篇）

一、勇攀学术新高峰

20 世纪 80 ～ 90 年代，在党和政府的关怀支持下，洛阳正骨医院得到了长足的进步和发展。

1995 年，洛阳正骨医院已发展成为拥有 11 个病区、8 个实验研究室、800 余张病床、650 余名职工、270 余名高中级专业技术人员，集医教研为一体的国内最大的中医骨伤科现代化医院，是卫生部和国家中医药管理局指定的全国中医骨伤科医师培训基地、全国中医骨伤专科医疗中心。

40 多年来，洛阳正骨医院在高云峰和郭维淮的带领下，传统的平乐正骨技术与现代医疗技术相结合，在继承中不断改革创新，医疗经验不断丰富，医疗手段不断完善，科研成果不断涌现。平乐正骨的学术思想和学术成就，不仅引起了国内医学界的瞩目，也引起了国际医药学界的高度关注，古老的平乐正骨医术又焕发出了前所未有的勃勃生机。

20 世纪 50 年代以来，平乐正骨的学术思想和治疗经验，虽有专著出版，但随着时代的发展，已经不能满足中医正骨医学的需要，重新系统总结整理平乐正骨的学术思想和医疗经验，进一步推动中医骨伤科学的发展，成为中医骨伤科学术界一件迫切的事情。

1990 年，国家中医药管理局批准了对平乐正骨的立项研究，而此时，全国著名中医骨伤科专家、平乐郭氏正骨第六代传人郭维淮，已经是一位年届耄耋、体弱多病的老人了。

为了弘扬平乐正骨医术，将中医骨伤科事业发扬光大，自 1991 年开始，郭维淮亲自率领学识经验丰富的教授学者团队，运用现代科学技术，对平乐正骨家学，进行了大量深入研究和系统整理，可谓"探幽发微，撷英咀华，寒暑四度，笔耕不辍，奋志编摩"，终将博大精深的平乐正骨学术内涵，编撰成为鸿篇巨著《平乐正骨》一书，并出版发行。

《平乐正骨》一书，共分为五篇，近130万字，有插图1445幅，主要内容包括平乐正骨发展史、学术思想特点、伤科基础理论、伤科检查法、正骨手法、固定方法、功能疗法、药物治疗、急救处理、骨折、脱位、软组织损伤、劳损及骨伤科杂症等。该书集洛阳正骨医院和正骨研究所30多年的学术思想和临床经验之大成，是对平乐正骨医术一次全面系统的总结，是平乐正骨全体同仁集体智慧的结晶，它反映了平乐正骨现阶段发展的最高水平。《平乐正骨》的问世，不仅为当代学者提供了医学借鉴，也为后世留下了一笔巨大的医学财富。

时任卫生部副部长兼国家中医药管理局局长胡熙明，亲自为这部巨著作序。时任卫生部部长、中华医学会会长陈敏章的题词是："继承优良传统医药，不断推陈出新。"原卫生部部长、全国中医学会会长崔月犁的题词是："发扬中医正骨特长，培养高级专科人才。"时任卫生部副部长张文康的题词是："平乐正骨，杏林奇葩。"时任中国工程院院士、中医内科学专家董建华的题词是："祖传平乐正骨，造福广大人民。"足见这部巨著在当时的学术地位和社会影响力。

郭维淮一生论文著作颇丰，发表的论文主要有《利用现代科学方法研究平乐郭氏正骨》《郭氏正骨八法十二则解析》《79例外伤陈旧性胯关节脱位手法复位治疗总结》《不稳定型踝部骨折的非手术治疗》《养血止痛丸治疗软组织损伤的临床观察》《养血止痛丸治疗骨质增生的临床观察》《筋骨痛消丸治疗膝关节增生性关节炎的临床研究》《加味益气丸对小鼠抗应激作用的实验研究》《加味益气丸对小鼠免疫功能的影响》等，这些论文相继发表在《中国中医骨伤科杂志》和《中医正骨》等国家级杂志上。出版的主要著作有《正骨学讲义》《简明正骨》《中医骨伤科学》《中国骨伤科学（卷二）——诊断学》《平乐正骨》《洛阳平乐正骨》等。

二、学术思想

郭维淮的学术思想内涵十分丰富，在60余年的骨伤医疗实践中，他在总结平乐正骨前辈医疗经验和学术理论的基础上，充分运用中医理论天人合一学说、阴阳五行学说、脏腑经络学说、生理病理学说、疾病预防及养生学说的精髓，从整体观念、恒动观念及辨证论治的观念出发，用发展的、辨证的思想方法解决问题，对骨伤病的生理、病理，以及疾病的诊断、治疗与预防进行了全面深入的论述，从而保证了其学术思想在临床疗效方面的优势，达到了中医正骨理论又一个新的思想高峰。

郭维淮认为，气血是伤科辨证的总纲，气血是人体生命活动的物质基础，气血的变化决定了脏腑经络的变化。因此，他在诊疗时十分注重八纲、脏腑与六经辨证，主张伤科临证应以气血为纲，整体辨证，审证求因，始终围绕气血变化加以调治，方能取得良好效果。

郭维淮总结出了"整体辨证、筋骨并重、内外兼治、动静互补、防治结合"的五原则和"诊断方法、治伤手法、固定方法、药物疗法、功能疗法"五方法；又将古籍八法与平乐正骨的传统经验，及现代医学的发展相结合，总结出了"拔伸牵拉、推挤提按、折顶对位、嵌入缓解、回旋拨搓、摇摆推顶、倒程逆施、经皮撬拨、旋撬复位、牵旋推顶"十法十四则等一系列手法整复固定方法。

在骨伤科用药上，郭维淮总结出了"破、活、补"三期用药原则，即骨折早期气血瘀滞，用药以破为主；中期气血不活经络不通，用药以活为主；后期久病必虚，用药以补为主。这些理论现在已经成为中医骨伤理论的基本原则，为中医骨伤的发展起到了巨大的推动作用。

郭维淮"五原则"的学术思想及理论依据是：①整体辨证。人的身体是一个整体，是一个完整的系统，牵一发而动全身，在诊治伤病过程中，必须分清内外、表里、虚实、主次先后、轻重缓急，并根据四时四气变化辨证论治。②筋骨并重。在人体内部，筋与骨互为依存，相互为用，治伤时必须筋骨并重。即便是单纯的筋伤或骨伤，从治疗一开始，就要注意发挥骨的支撑和筋的运动作用，这样才能加速创伤愈合，达到事半功倍的效果。③内外兼治。内外兼治包括两种含义，其一是指外伤与内损兼治，筋骨损伤，势必连及脏腑气血，必须全面观察和掌握病情，内外兼顾，辨证论治，既治外形之伤，又治内伤之损；其二是指治法，内服药物与外敷药物同用，治疗时辨证论治，注意以手法接骨理筋。④动静互补。用进废退，是生物的一般特性。根据患者的情况，把必要的暂时制动限制在最小范围和最短时间内；把无限的适当的活动贯穿于整个治伤过程，在治伤的过程中，限制和防止不利活动，鼓励适当的实时活动，动静结合，促进气血循环，加速骨折愈合与创伤修复。⑤防治结合。要特别重视防治的重要性，未病先防，养筋骨、养气血、守平衡、促康健；既病防变，防治结合，在治伤过程中整筋骨，调气血，恢复人体阴阳、脏腑、气血、经络的平衡。

郭维淮"五方法"的学术思想及理论依据是：①诊断方法。强调医者应弄清正常的骨骼、经筋情况，对正常的骨髓标志与关系，骨骼的生理突起与角度，关节的生理活动度，生长发育不同阶段的骨形态与生理，以及 X 片特征等，要做到了如指掌，这样才能结合临床检查，辨别出异常情况。检查手法要遵循由浅及深、由正常处到病变处的顺序原则，并强调健侧和患侧的对比，注重全身检查，避免漏诊、误诊。②治伤手法。治筋要分清经筋所属，给以循经疏导的手法，配合穴位点按，通经止痛，治疗急性伤筋可收到立竿见影的效果；对慢性伤筋采用就近取穴，给以按摩通经活络，配合肢体功能锻炼。在筋伤治疗方面，总结出"手摸心会"的诊断方法，即"法生于心，法出于手，灵巧变化"的复位手法，"点穴按摩法""揉药按摩法""活血理筋法""拍打叩击法""自身练功"等活筋手法。③固定方法。将骨折的固定概括为"效"（有效）、"便"（轻便和方便）、"短"（时间、物）三要素，固定器具主要是小夹板及经皮外固定支架，因为它灵活轻便，适合全身各部位骨折及不同年龄组骨折患者的使用，能切实减轻患者病痛与医疗负担。④药物疗法。"破、活、补"三期用药的原则，即"早期祛瘀接骨，中期活血接骨、后期补肾壮骨"的辨证论治原则，使骨折药物治疗有章可循，成为治疗骨折的"法"和"纲"，形成了平乐郭氏正骨传统药物及用药方法。⑤功能锻炼法。"动静互补"和"动静结合"，强调在整个治疗中要全面贯彻"静中有动"和"动中有静"，既注意骨折与损伤的有效制动，又重视关节与肌肉的功能恢复，指导患者进行及时、科学、有效的功能锻炼和康复。

　　郭维淮特色技术为：针对不同的骨伤特点，采用平乐郭氏正骨手法，小夹板器具固定，三期辨证用药，针灸推拿、牵引理疗、穴位注射、刺络疗法、中药贴敷、中药熏蒸、中药药浴等多种方法综合施治，为骨伤患者、亚健康人群、康复患者提供各种有效的治疗，充分体现了平乐郭氏正骨传统疗法与现代医学技术的完美融合。

　　1958 年，毛泽东指出："中国医药学是一个伟大的宝库，应当努力发掘，加以提高。"郭维淮倾其毕生精力，成为这一伟大教导的拥护者和实践者。

第十九章　传承自有后来人

——第七代传人郭艳锦

医之为道，非精不能明其理，非博不能致其得。

清代刘仕康

郭艳锦，女，1949 年出生，平乐郭氏正骨第七代传人，骨科主任医师，全国名老中医郭维淮高徒，河南省洛阳正骨医院平乐正骨研究室名誉主任；中华中医药学会"全国首届中医药传承高徒奖"获得者；非物质文化遗产"洛阳正骨"省级代表性传承人；国家级非物质文化遗产"平乐郭氏正骨法"代表性传承人。郭艳锦擅长对骨伤科疑难杂症的治疗，尤其以用药准确，拟方严谨精炼，效力神奇而著称。郭艳锦先后发表学术论文数 10 篇，获科技成果奖 8 项，参与撰写的学术专著 3 部。郭艳锦是"第五批全国名老中医药专家学术经验继承工作指导老师"，在传承平乐郭氏正骨医术、振兴中医正骨事业方面做出突出贡献。

一、不负重托，平乐正骨代代相传

在河南省洛阳正骨医院，"郭艳锦专家门诊"是一块闪光的金字招牌，每天都有许多全国各地的骨病患者慕名前来就诊，并对她高超的医疗技术赞不绝口。

郭艳锦出身于正骨世家，自幼深受家庭的影响和熏陶，从小立志要继承家学，救死扶伤，造福社会。郭艳锦的长辈对她传承家学，弘扬平乐正骨寄予了殷切希望，郭艳锦永远不会忘记，祖母高云峰在弥留之际，拉着她的手说："小锦，你要保护好咱家的医书，更要牢记处处为患者着想的祖训啊……"高云峰还亲手将自己使用了一生的医书和心得笔记托付给她。1996 年，父亲郭维淮在她使用的《平乐正骨》一书的扉页上题词"小锦，希（望）你继承发扬平乐正骨"，母亲谢雅静的题词是："妈妈对你寄托无限希望！"

郭艳锦是"文革"前"老三届"的高中生，学习成绩优异，然而"文革"十年动乱，使她的大学梦破灭了，她上山下乡当了一名知青，后来走上工作岗位。为弥补失去的学习机会，郭艳锦到河南中医学院进修，刻苦学习中医理论和临床技术，取得了大学专科文凭。

郭家第七代传人中，郭艳锦是跟随父亲郭维淮学医时间最长的一个，从1994年起直到2005年，郭艳锦在父亲身边学医侍诊11年，可以说是父亲一手把她培养出来的。师从父亲郭维淮，使郭艳锦的理论水平和学术水平，以及临床医疗技能得以显著提高（图19-1）。

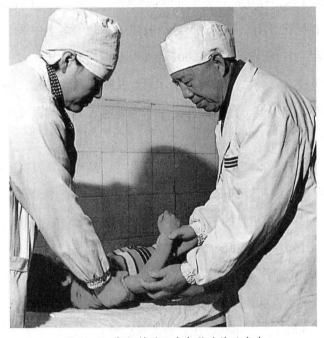

图 19-1　郭艳锦随父亲郭维淮诊治患者

1997年4月，郭艳锦被国家人事部、国家卫生部、国家中医药管理局确定为全国名老中医药专家学术继承人。2000年，郭艳锦经过国家有关部门的严格考核，圆满出师。出师后，她又在父亲郭维淮身边侍诊8年。

郭艳锦没有辜负家族和长辈对她的殷切期望，在父亲孜孜不倦的教诲下，加上她的刻苦努力，郭艳锦深得家学真传，全面继承了平乐郭氏正骨的精髓，并在临床和学术上形成了自己的诊疗特点、学术专长。

在临床实践中，郭艳锦熟练地运用中医理、法、方、药及平乐正骨手法治疗骨伤科疾病，特别是对一些骨伤科疑难杂症。如股骨头缺血坏死、颈椎病、肩周炎、腰腿痛、足跟疼痛等病症，均有独到的用药方法和功能锻炼方法。多年来，她坚持手法复位、中草药治伤疗疾。尤其以用药准确、拟方严谨精练、效力神奇而著称。她教给患者的功能锻炼方法因病而异，简便易学，能够缩短病程，促进恢复，减少费用，达到了防治未病的效果，备受患者赞誉，多次受到主流媒体的采访报道。

在学术上，郭艳锦提出"观步态，看气色，察舌苔，辨虚实，从血而论"的理论观点，受到学界的认同和支持。郭艳锦先后发表学术论文数 10 篇，获科技成果奖 8 项，参与撰写的学术专著 3 部。其中，参与的"驻春胶囊治疗原发性骨质疏松实验和临床研究"课题，2002 年获河南省中医药科技成果二等奖、河南省科技进步三等奖；参与的"屈位复位手法治疗腰椎间突出症的临床研究"，2002 年获河南省中医药科技成果三等奖、河南省科技进步三等奖。国家科技攻关计划"名老中医学术思想经验传承研究"2007 年获河南省科技成果奖，2007 年 8 月获河南省中医药科技成果一等奖及中华中医药学会科学技术二等奖；"郭维淮学术思想及临证经验研究"2009 年 2 月获中华中医药学会科学技术二等奖。参与撰写的学术专著有《名师与高徒（一）》《洛阳平乐正骨》《名医医案》等。

传承平乐郭氏正骨医术，振兴中医正骨事业，是郭艳锦的一项重要使命。2012 年 8 月，郭艳锦被国家中医药管理局确定为"第五批全国名老中医药专家学术经验继承工作指导老师"，平乐郭氏正骨的第八代传人郭珈宜、崔宏勋，经过郭艳锦近 3 年的精心培养，已经于 2015 年 8 月出师。郭珈宜、崔宏勋均为医学硕士研究生，现为河南省洛阳正骨医院副主任医师、科室主任、学科带头人。郭艳锦说，他们这一代人赶上了好的时代，他们既有丰富的医学理论知识，又有扎实的临床实践经验，加上勤奋好学，一定能够青出于蓝而胜于蓝，平乐郭氏正骨医术后继有人。

二、患者康复，是她最大的心愿

在郭艳锦的行医生涯中，治愈了数不清的骨伤病患者，但她和父亲郭维淮一样，医术高超，为人低调，不善言辞，朴实善良。她常说："解除患者的痛苦是医生的天职，没有什么值得炫耀的。作为一名医生，看到患者恢复健康，就是自己最大的幸福。"

2009 年，郭艳锦到了退休年龄，医院领导请她继续留任，再做贡献。为照顾她的身体，医院只让她上半天班，但是当天的患者看不完，郭艳锦是不会下班。由于专程前来找她看病的患者很多，有时要到下午一两点钟才能休息，郭艳锦看病身上从来不带手机，为的是不让自己的私事影响工作。为患者看病，她有一个原则："如果疗效一样，能手法复位就不做手术，能做小手术绝不做大手术，能用便宜的中草药治病，就不让患者买贵的西药。"千方百计地为患者节省治疗费用。郭艳锦在父亲郭维淮身上学到的，不仅是治病救人的过硬本领，还有他一心为患者着想的高尚医德。

2006 年，一位 40 多岁男性患者，腰部扭伤疼痛难忍，因久治不愈引发感染，导致高热不退，患者听说郭艳锦正骨医术高明，就专程从北京赶到洛阳找郭艳锦看病。

那天，郭艳锦正好休息，患者打听到她家地址，让人背着找上门来，央求郭艳锦给他治病。郭艳锦及时将患者安排住院，仅用几付中药治疗，不到 10 天时间，患者就痊愈了。万分感激的患者，听说郭艳锦从来不接受礼物，便回到北京请他的朋友大书法家石松先生，题写了"妙术神医"四个大字，送给郭艳锦留作纪念。

有一位 80 多岁的老太太，患有严重双膝骨性关节炎，20 多年来，患者不能独立行走，饱受病痛的折磨，虽经多方治疗，但疗效甚微。2010 年，在家人的搀扶下，她拄着双拐来到洛阳正骨医院。当听说郭艳锦擅长治疗老年性骨病时，便找到郭艳锦。郭艳锦给开了 5 剂中药，患者服用后便觉得病痛明显减轻，睡眠也改善了许多。之后，郭艳锦又调整了药方，患者在服用了 10 剂中药后，即去掉双拐独立行走，生活自理了。5 年多来，患者的病痛再也没有复发过。

老太太退休前是驻马店市的一位中学教师，为表达对郭艳锦的感谢，她写了一首藏头诗，请当地一位书法家题写装裱后，委托女儿、女婿专程来洛阳，将这幅书法作品赠于郭艳锦。诗的题目为"献神医郭艳锦先生"，内容是："郭氏宗亲多圣贤，艳阳普照神州暖。锦上添花万人颂，神医仁德百代传。"

面对患者的赞誉，郭艳锦谦虚地说："我不是什么神医，只是对症治疗把她的病治好了而已。患者的表扬是对我的信任，也是对我的鼓励和鞭策，它只会激励我更好地为患者服务。"

郭艳锦精湛的正骨技术，不仅使平乐郭氏正骨医术名扬国内，就连许多外国人也慕名前来参观学习，治病疗伤，获得了国内外患者的广泛赞誉和好评，也为平乐郭氏正骨医术走出国门做出了贡献。2010 年 7 月，应中央电视台央视网《华人频道》邀请，郭艳锦到北京接受《华人会客厅》栏目专访，向外国友人宣传、推介平乐郭氏正骨法。

第二十章 传承自有后来人

——第七代传人郭艳幸

医之为道，非精不能明其理，非博不能致其得。

清代刘仕康

郭艳幸，女，1959 年出生，骨科主任医师、博士生导师，平乐郭氏正骨第七代传人，全国名老中医郭维淮高徒，河南省洛阳正骨医院副院长。任中华中医药学会中医骨伤科专业委员会副主任委员，中国中西医结合骨伤专业委员会常务委员，中国残疾人康复协会肢体残疾康复专业委员会常务委员，世界中医骨伤科联合会常务副主席，世界手法医学联合会副主席，《中医正骨》《中国中医骨科杂志》副主编，《中国矫形外科杂志》编委。

郭艳幸从事中西医结合骨科临床、科研与教学工作 30 余年，具有丰富的骨科临床经验，擅长颈肩腰腿痛、颈椎病、腰椎间盘突出症、骨关节炎、风湿、类风湿、强直性脊髓炎、骨质疏松、软组织损伤和创伤骨折的诊治。全面继承了郭维淮的学术经验，掌握了平乐郭氏正骨的医术精髓，治疗独到，效果良好，受到患者的一致好评。曾获省、市级科研成果 10 余项，在国家级杂志上发表学术论文 50 余篇，参编著作 5 部，在国内骨伤科领域有较高的知名度。

一、梅花香自苦寒来

1966 年，"文革"风暴袭来，那年郭艳幸才 7 岁，刚上小学。天真活泼的小姑娘怎么也没想到，一向和蔼可亲、受人尊敬的奶奶高云峰，一夜之间变成了"坏人"。奶奶一次次被揪斗、游街、罚跪、挨打，小艳幸吓坏了，哭喊着要去保护奶奶，却被"造反派"推到了一边。"造反派"甚至将奶奶的胳膊扭骨折了，还不准她治疗，只能用一条旧纱布吊着。

奶奶的伤势日渐加重，最后竟全身瘫痪，卧床不起。那时，父亲郭维淮被关在

"牛棚"，13 岁的小艳幸不得不休学在家照顾奶奶。

知道来日不多的奶奶，把传承平乐郭氏正骨医术的希望寄托在孙女们身上。由于小艳幸守候在奶奶身边的时间较长，所以奶奶对她的教诲更多一些。奶奶一生救治了无数的骨伤病患者，却不能给自己进行最简单的治疗；奶奶培养了数以千计的学生和徒弟，现在却只能偷偷地给照顾自己的孙女授课。多年后，已成为博士生导师的郭艳幸，每当忆起和奶奶在一起的那段时光，内心便感慨不已。

1978 年，也就是全国恢复高考的第 2 年，郭艳幸经过艰苦的拼搏，如愿考上了河南省新乡医学院。有人形容高考是"千军万马过独木桥"，尤其是刚刚恢复高考那几年，能考上大学的人可谓凤毛麟角，河南省考生多，分数高，名额少，能考上大学更是不易。

郭艳幸本想学习中医，但她还是听从了父母的建议，学习现代医学。原因很简单，中医是郭氏家族的强项，父母希望郭艳幸今后能走中西医结合的道路，使平乐郭氏正骨医术能够更好地造福患者。

在学校，郭艳幸十分珍惜这来之不易的学习机会，天资聪慧的她如饥似渴地发奋读书，各门功课均名列前茅。她的志向，是要成为一名像奶奶和父亲母亲那样为患者解除痛苦的好医生。

大学毕业后，郭艳幸成为河南省洛阳正骨医院的一名骨科医生。在外人看来，父亲是一院之长，女儿肯定也能沾上父亲的光，得到很多关照，而事实却恰恰相反。严于律己的郭维淮，对家人的要求非常严格，郭艳幸并没有得到过父亲的"额外关照"。

到大医院或医学院校继续学习深造，是很多医生都渴望的，但在洛阳正骨医院，这样的机会似乎从来都和郭艳幸无缘。在机会和荣誉面前，父亲总是告诫她，要学会谦让，要懂得付出，要吃苦在前，享受在后。郭艳幸理解父亲的一片苦心，她说："父亲是希望我们自强、自立，通过比别人付出更多的努力来赢得别人的尊重，这才是真正的父爱如山啊！"

1985 年，已在医院工作了 4 年的郭艳幸，选择了光明中医骨伤函授学院，利用业余时间进行函授培训；1996 年，她又参加了全国中医本科自学考试的学习，取得了优异的成绩。直到 1994 年 8 月，在郭艳幸参加工作的第 13 个年头，她才以国家人事部、卫生部与国家中医药管理局三部门认定的"全国名老中医药专家学术继承人"的身份，师从父亲郭维淮，这恐怕是父亲在院长任职期间，对她少有的"关照"了。

跟随父亲学习正骨，对郭艳幸来说是幸运的，也是幸福的。平乐郭氏正骨是郭家的祖业，也是家学。在父亲的言传身教下，具有扎实现代医学和中医理论基础的郭艳幸，心有灵犀一点通，加上勤学苦练，她不仅全面掌握了平乐郭氏正骨的医疗精髓，在完善和丰富平乐郭氏正骨理论方面，也做出了自己贡献，在学术界获得了较高的学术地位，赢得了较高的评价，成为平乐郭氏正骨第七代传人中的杰出代表之一（图20-1）。

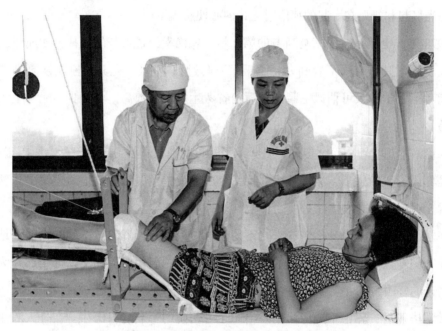

图 20-1　郭艳幸随父亲郭维淮探视患者

　　郭艳幸坦言："正是由于出生在一个享誉海内外的正骨世家，所以郭家的孩子总会承担更多的压力，这也是我们前进的动力。平乐郭氏正骨术拥有太多的光环，也给传承人留下了巨大的精神财富，但过去终究已成历史，传承人唯有不断努力，才能对得起祖辈们留下的荣誉。"

二、医教研并重

　　郭艳幸在业务上开拓创新，不断突破。尤其在颈肩腰腿痛、骨关节炎、强直性脊柱炎、骨质疏松症、软组织损伤和创伤骨折等骨伤科疾病的诊疗上，治疗独到，疗效显著。在长期的医疗实践中，郭艳幸摸索出了"颈型颈椎病分型论治""瞬时屈曲复位法治疗急性腰椎间盘突出症""远取点穴法治疗软组织闪扭伤"等先进疗法，还主持了"促进骨关节核医学的诊断治疗""软组织筋伤疾病红外图像融合诊断治疗"等课题。不仅如此，郭艳幸还积极推进中医药的现代化，提倡中西医并重，并运用现代科技手段发展平乐正骨，取得了令人瞩目的成绩。

在平乐正骨理论研究方面，郭艳幸整理撰著了《平乐正骨郭维淮》一书，由人民卫生出版社出版；并与国内著名骨伤科知名专家合著《平乐正骨》《洛阳平乐正骨》《骨伤科手法图解（中英文对照本）》《骨伤科学辞典》《伤科集成（上、下册）》等多部著作，均由国家级出版社出版。先后发表学术论文 50 余篇；开展新技术、新业务 10 余项；获国家发明专利 2 项；获得省部级科技进步奖 5 项，省市级科技进步奖 15 项。2013 年，郭艳幸被评为"学术领军人物"。

自 20 世纪 90 年代起，郭艳幸便开展实习与进修医师带教工作，至今已指导上千人。2002 年以来，郭艳幸先后担任河南中医学院、安徽中医学院、湖南中医药大学硕士研究生导师，研究、传授平乐正骨医术，共培养硕士研究生 15 人，其中 6 人已毕业，5 人被省级三甲医院录用，其余 9 人在读。2012 年 5 月，又作为博士后导师，指导博士后 1 人，主要从事平乐正骨的梳理与理论研究。2012 年 9 月，郭艳幸开始担任湖南中医药大学中医骨伤专业博士研究生导师，培养和指导高层次中医骨伤人才。

"平乐正骨术要发展，需要一代一代人不断付出努力"，郭艳幸说。在日常工作与生活中，她总是严格要求家族中的下一代，关心医院每名医务人员的成长与进步。

郭艳幸认为，平乐正骨能取得今天的辉煌成绩，是全体平乐正骨人共同努力的结果，是社会支持的结果。今后，只有凝聚全体平乐正骨人的力量，开拓创新，奋勇前进，才能不断发展平乐正骨，使其造福更多的骨伤病患者。

第二十一章　神奇的"洛阳皮瓣"

骨伤医学界有一道世界性难题：很多患者由于外伤，造成骨骼、皮肤、软组织严重损伤，或因患有骨髓炎、骨肿瘤、骨坏死、骨不连等骨伤疾病，导致四肢组织严重缺损、病损，或骨发育不良，这样的骨病需要多次手术和长期治疗，患者痛苦大，治疗费用高，疗效不理想，不少患者还要面临截肢的命运。

1980 年 5 月，洛阳正骨医院郭维淮科研团队的张善才、李金明医生，决定向这一世界性难题发起挑战。皮瓣技术属于西医研究范畴，但中医出身的张善才、李金明并没有被困难吓到。他们在查阅了大量有关资料，自学显微外科知识的基础上，结合多年的临床实践，对小腿解剖进行了深入研究，发现了人类小腿部位的肌间隙血管与局部皮肤、骨骼的血液供应关系，他们认为可以采取"挖东墙、补西墙"的办法，把健康肌体的部分组织采用显微外科技术移植到患处，再经过组织修复，达到缺损组织获得修复保肢目的，这就是"小腿内侧游离皮瓣技术"。

1980 年冬天，他们将这一技术应用于临床，对一位小腿跟腱缺损外露，又坚决不同意截肢的患者，实施了腓骨皮瓣移植手术，经过中药调理和断蒂手术，患者成功保住了小腿，并重新站立起来。

1981 年，国内外媒体首次对这项技术进行报道，在世界骨伤学界引起巨大反响。后来，他们又发明了腓骨皮瓣、胫骨皮瓣、胫后动脉逆行岛状皮瓣技术，均为国内外首创。

因这些皮瓣技术具有实用性强、易于操作、便于推广、皮瓣质地较好、皮瓣的切取面积较大等优点，很快被业内接受，并广泛应用于临床。

为了便于记忆和推广，纪念这伟大的发明，骨伤医学界将这些技术统称为"洛阳皮瓣"。洛阳皮瓣的发明，有力地推动了"皮瓣技术"的向前发展，开创了世界骨伤医学"皮瓣技术"的新局面。

尤其让人赞叹的是，当时的洛阳正骨医院还十分简陋，医疗设备匮乏，而发明者又都是中医正骨医师。在这样艰苦的条件下，他们能够发明世界级水平的科研成果，这种不畏艰难的创新精神，令专家们由衷地敬佩，他们将洛阳正骨的皮瓣技术形容是"鸡窝里飞出的金凤凰"。

1981年，"小腿内侧游离皮瓣的临床应用"荣获河南省医药卫生科技成果二等奖，1982年又荣获河南省科技成果三等奖；1983年，"腓骨皮瓣的临床应用"荣获国家卫生部度乙级科技成果奖；1985年，"带血管胫骨皮瓣移植术"荣获河南省医药卫生科技成果四等奖；1986年，"胫后动脉逆行岛状皮瓣的临床应用"荣获河南省医药卫生科技成果四等奖。

"洛阳皮瓣"的发明和应用，为广大患者带来了前所未有的福音，多少患者因此免除了截肢的痛苦，获得了新生。

西藏某部队排长王俊景，舍己救人，因公烧伤，1998年来到洛阳正骨医院时，已双臂截肢，左腿严重致残，肌肉萎缩，骨头外露，不能行走。他的家人哭着对医生说："王俊景已经没有了胳膊，不能再没有腿啊！求你们一定想办法保住他的腿啊！"

得知王俊景舍己救人的英雄事迹和未婚妻吴新芬辞职专门护理的举动后，每一位医护人员都被深深地感动了，他们想尽一切办法给予救治。

洛阳正骨医院采用"洛阳皮瓣"技术，加上推拿、中药调理和功能康复锻炼，王俊景的左腿终于保住了。后来，患者不仅站了起来，能够正常行走，还有了一个可爱的女儿。

西藏军区负责人和王俊景夫妇专程送来了"医术精湛，情系边防"的锦旗，以表示感谢。临别时，吴新芬紧紧握住主治医师胡沛的手，激动地说："是你们给了他行走的机会，给了他第二次生命！"

甘肃省武山县的何强新，在一次车祸中导致左大腿骨折，左小腿粉碎性骨折伴大面积骨皮缺损。悲痛欲绝的家人带着他到处求治，先后去了11家医院，得到的答复都是——截肢，家人无法接受这一残酷的事实。

"你们不妨到河南省洛阳正骨医院试试，我的一个亲戚，骨折就是在那里治好的。"一位朋友在探望孩子时，向何强新的父母建议道。

2005年9月26日，何强新的父母抱着最后一线希望，来到洛阳正骨医院。当时何强新的左腿皮肤已经坏死，钢板外露，骨头发黑，严重感染，因腐烂而发臭的肌肉一块块往下掉，左小腿胫骨缺损24cm，左小腿皮肤缺损面积为28cm×16cm，骨缺损、皮缺损面积之大，临床少见，经诊断确诊为"左胫腓骨开放性骨折伴感染性皮缺损"。

为了保住何强新的左腿，医院领导组织各方专家会诊，专家一致认为：应当采用"洛阳皮瓣"技术治疗。手术由主任医师程春生亲自主刀，他是洛阳皮瓣的发明人之一。整个手术过程复杂而精细，先是植皮缩小创面，随后进行病灶清除，侧胫骨骨皮瓣交叉移植。术后两个月，又在连续硬膜外神经阻滞麻醉下，为其行断蒂缝合，并在其右大腿内侧取 1cm×2cm 的中厚皮片，分别植于蒂部的皮缺损区。缝合伤口后，又在其双下肢分别用石膏伸直固定……全部手术由 8 名医护人员密切协作，共同完成，手术取得了圆满成功。又经过一段时间的康复治疗，何强新双下肢功能恢复良好，日常生活基本可以自理了。2006 年 5 月 12 日，中央电视台《健康之路》栏目以《再造一条腿》为题，对此事进行了专题报道。何强新的父亲激动地说，是河南省洛阳正骨医院救了他儿子的命，保住了他儿子的腿。

12 岁的江西少年胡江泽，右小腿突患急性血源性骨髓炎，39℃高热不退，神志不清，辗转多家医院治疗，几乎花光了家里所有的积蓄，效果依然不佳。医生告诉他们，若不及时治疗，会被截肢，甚至危及生命，一家人陷入了深深的痛苦和绝望之中。

当打听到洛阳正骨医院能治此病时，全家人带上孩子，坐上了开往洛阳的列车。入住该院手外显微外科时，小江泽右小腿严重成角畸形，皮肤感染溃烂，左踝关节功能活动受限，并持续高热。鉴于病情的复杂性，医院采用"中药内服外用，实施洛阳皮瓣、骨皮瓣移植术"的治疗方案，成功地为小江泽做了健侧胫骨皮瓣移植修复术，经过内服外敷及外洗中药，采用补益气血、清热利湿、排毒消肿等一系列治疗，最终保住了小江泽的右腿。

如今，小江泽已重返校园。小江泽的母亲常向人们夸赞："我儿子的腿保住啦，还是河南省洛阳正骨医院的技术高！"

"洛阳皮瓣"与其他皮瓣不同的是，注重在围手术期应用中医中药，如术前应用清热解毒中药熏洗治疗，为手术修复成功创造了条件；术后应用红花注射液防治游离组织移植者发生血管危象，降低了应用西药的毒性反应，增加了手术的安全性；以及应用内托汤加减治疗和洛阳正骨三期辨证用药，减少了术后感染率与骨髓炎复发率，促进了骨折愈合，提高了机体免疫力和治疗效果。

自 1982 年起，洛阳正骨医院应用小腿内侧皮瓣、胫骨皮瓣、腓骨皮瓣，以及围手术期应用中医中药治疗严重的创伤感染性四肢骨皮缺损患者 2500 余例，成功率达到

99.6%。

　　经过几代洛阳正骨医院人的继承、创新和不懈努力，"洛阳皮瓣、骨皮瓣"技术日臻完善，多次获得河南省和卫生部的科技成果奖。2008年4月，"洛阳皮瓣、骨皮瓣技术的临床应用研究"又获得中国中西医结合学会科学技术进步奖一等奖。

第二十二章　正骨三绝，洛阳正骨医院的看家本领

俗话说："一招鲜，吃遍天。"洛阳正骨医院在中医治疗骨伤方面有自己的独门秘籍，手法复位、器械固定和三期用药，可谓洛阳正骨医院的"三绝"。

一、其绝一——手法复位

2000 多年来，中华大地流传着一门古老而神奇的正骨医术。正骨医师们仿佛有一双能够看破人体奥秘的"火眼金睛"，他们凭着一双妙手和一颗仁心，拯救无数骨伤患者，创造出生命的奇迹。

"知其体相，识其部位，一旦临证，机触于外，巧生于内，手随心转，法从手出"，有着 200 多年历史，源自清朝嘉庆年间的洛阳平乐郭氏正骨，就是中医手法整复正骨绝技的代表，也是平乐正骨的精华所在。

洛阳正骨医院继承发扬平乐正骨医术，突出中医骨伤科特色，以独特的手法整复为主，结合现代化科学手段，形成了具有洛阳正骨医院特色的骨伤治疗技术。

西医治疗骨折，最常见的方法是手术治疗。医生首先要将患者皮肤切开，然后在直接观察的情况下进行接骨，还要在断裂处安装钢板、钢钉和金属内置物，对骨骼位置进行固定。手术后，再用石膏将患者的受伤部位包裹起来，等待骨骼自行生长；几个月后，待骨伤恢复时，还要再次实施手术，将固定骨骼的金属器具取出，整个治疗过程漫长而痛苦。

与西医手术治疗骨伤相比，中医手法整复治疗，不仅可以使患者的断骨得到完美的复位，避免患者两次手术的痛苦，而且费用低恢复快疗效好，因此深受患者的欢迎。

钟香崇先生是中科院院士、洛阳耐火材料研究所专家。一次，他在香港讲学时不慎跌倒，将右胳膊摔成粉碎性骨折，香港皇家医院的医生诊断后，建议他行手术治疗。年近八旬的钟院士不愿接受手术，于是回到了家乡，来到了洛阳正骨医院。针对他的病情，医生们采取了手法复位、夹板固定和中药治疗的方法，仅仅 1 个多月，钟院士

就康复出院了。他在感谢信中写道，是洛阳正骨医院手法复位的高超医术，让他免于手术之苦。

洛阳偃师县一位高三女生，学习成绩优异。可是就在高考前的几个月，她不幸遭遇了一场车祸，造成胯骨和股骨粉碎性骨折。来到洛阳正骨医院时，她哭着请求医生尽快治好她的病，让她按时参加高考，她不愿意失去上大学的机会。

郭维淮院长得知情况后，表示一定要帮助这个顽强的女孩实现上大学的梦想，并亲自为她做了手法复位的治疗，在医护人员的精心照料下，这个女孩终于在高考前康复出院。高考中，她以全市第 2 名的优异成绩，被国内一所著名的大学录取。临上大学前，她来到医院感谢郭维淮和医护人员，她说，一定不辜负郭爷爷和大家对她的期望，努力学习，将来为祖国建设做出贡献。

有许多外伤陈旧性骨关节脱位、小儿肱骨外髁翻转骨折（有的翻转 180°，很难复位），西医大都采取切开复位加内固定的方法，但在洛阳正骨医院，手法复位几分钟就能解决问题。

在洛阳正骨医院，对于骨伤病的治疗，有一点非常明确，就是：能简单的，就不要复杂；能创伤小的，就不做创伤大的；能不手术的，就坚决不手术。

虽然，中医正骨有诸多优势，但是近几年来，全国中医院有不少正骨专科却纷纷关闭，原因就是西医正骨收费高，经济效益好。现在，全国只有洛阳正骨医院等少数几家医院，还在使用手法复位治疗。

"正骨先正己，正己先正心"，在洛阳正骨医院，这不是一句虚话。医者仁心，这是洛阳正骨医院对医生最起码的医德要求。

二、其绝二——器械固定

在骨伤的治疗中，固定器具发挥着重要的作用。整复过的骨折部位，如果没有合适的固定器具加以固定，骨折部位很快就会错位变形，即使整复手术做得再完美无缺，也会功亏一篑。

旧社会社会生产力低下，骨折情况多数是断裂，很少有粉碎性骨折，所以固定器具比较简单，"裹以布，围以批竹"是平乐正骨常用的固定器具。

中华人民共和国成立以来，随着社会经济的快速发展，因交通、建筑、机械等事故等造成的骨伤，往往伤势比较严重，骨伤的类型也变得复杂多样化。

在新形势的要求下，洛阳正骨医院运用现代科学技术，通过临床实验和深入研究，研发了一系列治疗骨折病的外固定器具，将平乐正骨固定技术推上了一个新的台阶，有的还达到了国际先进水平。

首先，洛阳正骨医院对平乐正骨传统的固定器具进行改进，推陈出新，设计出了不同类型的小夹板，方便了不同患者的使用要求。他们发明的小夹板，配合专用的可调复位固定顶针新技术，使患者免除了二次手术取出内固定之苦。

2006 年，偃师市女青年赵某骑摩托车摔倒，致左小腿中下段粉碎性骨折。洛阳正骨医院采用小夹板并配合专用的可调复位固定顶针新技术治疗，两个月后拍片复查，骨折对位良好，骨折线模糊，完全达到临床愈合标准，3 个月后复诊，患者伤肢活动功能恢复正常。

西医治疗小腿不稳定骨折，有的采取手术治疗，打钢板后螺丝钉固定，3 个月后，再做第 2 次手术，取出螺丝钉和钢板；有的采用牵引治疗，这些治疗骨折愈合慢，还不能保持良好复位。

洛阳正骨医院付光瑞医师，受中医手法复位的启发，发明了"钳夹加压固定治疗小腿不稳定骨折的器械"，这种固定器具对小腿斜型、螺旋型、粉碎性等不稳定骨折的治疗，方法简单，效果非常好。中医手法复位后，采用该钳夹加压固定，可使断骨不再错位，患者可早期下床活动，38 天即可愈合，不但减少了二次手术的痛苦，而且缩短了治疗时间。

由于这种固定器具操作方便，疗效显著，很快在全国各大医院得到普及。后来，医学界用发明人的名字对它进行命名，称为"付氏钳"，并获得国家级科技成果奖。

股骨颈骨折多发病于老年患者，骨折后由于股骨头的血液供应遭到破坏，治疗方法不妥，常造成骨折不愈合或缺血性坏死，一些长期的合并症甚至危及患者的生命。

毕业于河南省平乐正骨学院的张传礼，主持研究发明了"鳞纹针穿刺内固定治疗老年新鲜股骨颈骨折"的方法，他们将骨伤科常用的骨元针改进成鳞纹针，采用穿刺内固定的治疗方法治疗老年人股骨颈骨折，这项固定技术的最大优点是：不用手术，操作简单，安全可靠。不仅患者痛苦少，见效快，1 周便可下床，而且能够有效地预防合并症的发生，治愈成功率高。这项发明也很快得到了普及应用。1985 年获省医药卫生科技成果奖。

人体的跟骨体积小，形态各异，跟骨骨折又多为粉碎性骨折，加上局部软组织覆盖质量差，故治疗困难，后遗症多，致残率高。

1988 年，洛阳正骨医院青年医生张春健发明了"经跟距反弹固定器"，经跟距反弹固定器治疗跟关节内骨折，是利用经跟距穿针撬拨使骨折复位，斯氏针的反弹固定有效控制了骨折再位移，固定牢靠。由于没有附加侧方装置，不会因局部肿胀、水疱而影响治疗。尤其是固定器材轻巧可靠，固定后即可活动，体现了中医骨伤科"动静结合，筋骨并重"的治疗原则。这项发明获得了国家中医药科学技术进步成果奖。

1992 年，陕西省委书记张勃兴率代表团访问美国，在下飞机时不慎踏空，造成脚跟部粉碎性骨折。美国罗斯福医院给出的治疗方案是：先卧床休息两个月，等畸形愈合后，再行矫正手术。术后愈合期也需要两个月，治疗费用为每天 1 万多元。张勃兴无法接受，他决定回国治疗。

不出意料，国内几家大医院的治疗方案都和美国差不多。在朋友的推荐在，他来到了洛阳正骨医院，但已经是骨折的第 8 天了。

以院长郭维淮为组长的治疗小组，对张勃兴的伤情进行了全面会诊，发现其左脚骨折多达 8 块，且病情十分严重，整复起来非常困难，如果处理不好，容易遗留残疾。经过慎重考虑，治疗小组采取以钢针撬拨的方法进行手法整复，再用"经跟距反弹固定器"固定的方法治疗。整个手术不到 1 小时就结束了，经 X 光透视，完全达到了西医解剖复位的要求。

这么短的时间就成功复位，这让张勃兴书记简直难以相信。又经过一段时间的理疗和功能锻炼，60 天后，他已经能拄单拐进行活动。90 天后，他完全恢复了正常的肢体活动，康复出院了。

张勃兴对洛阳正骨医院的医疗技术赞不绝口，他特意让陕西省委办公厅送来一块贺匾，上面刻着"医德高尚，堪称楷模，技艺精湛，公推一流"几个大字。后来，张勃兴在参加党的"十四大"期间，把自己的治疗经过，告诉了国家中医药管理局的领导同志，并问道："你说，洛阳正骨医院这是什么水平？"国家中医药管理局的领导干脆地回答："对于跟骨压缩性骨折，美国没有好方法，我们中国洛阳正骨医院有，我看是国际先进水平。"

洛阳正骨医院及研究所的发明创造，以及获得各类奖项的固定器械还有很多，比如超踝夹板、钩拉复位固定器、撬式架固定器、鹰嘴抓复外固定器、可调悬吊式固定器、多功能头部固定牵引架、外翻弹力垫夹板、手法复位夹板、中药电热夹板等。

三、其绝三——三期用药

平乐正骨中药治疗骨伤，历史悠久，内容丰富，疗效神奇，上至达官显贵，下至黎民百姓，无数骨伤患者因此获益。时至今日，"吃了平乐正骨的接骨药，能听到骨折处长骨的声音"等神奇传说，还在河洛大地的民间广为流传。

平乐正骨属中医正骨范畴，在遣方用药上，讲究辨证论治，有一套科学系统的中医理论作指导，这是平乐正骨的药物能够发挥神奇作用的奥秘所在。

关于中医正骨的辨证论治，高云峰有过一个形象的比喻，她说："人体就是一个完整的'小天地'，往往是牵一发而动全身。皮肉筋骨、五脏六腑、营卫气血、经络血脉、五官九窍等相互联系，密切相关，一处受伤就会累及全身。所以在用药时，一定要整体辨证，筋骨并重，内外兼治，要从临床实际出发，根据病情变化，分轻重缓急，采用相应的治疗方法遣方用药。只有注意到这一点，才能使平乐正骨的祖传药物发挥其药效，收到明显的效果。"

郭维淮根据患者病变特点，在用药方面提出了"破瘀、活血、补气"三期用药原则，即"早期祛瘀接骨，中期活血接骨，后期补肾壮骨"。他解释说："这是因为在骨折初期，肢体损伤部位会有瘀血产生，造成经络不通，形成肿胀现象。如果瘀血肿胀不能及时消除，就不利于新生骨头的生长，所以在用药上，应以'破'为主，破瘀消肿；到了中期，肢体损伤部位还是会有残留的瘀血，气血还不够通畅，故在用药上不能用'攻'的方法，那样会把瘀血开发的'太厉害'，也不能用'补'的方法，因为补会把形成瘀血的堵塞，而应该以'活'的方法为主，使气血活动通畅起来，以利于骨折部位新骨的生长；到了后期，患者受伤，必伤元气，加之治疗期间活动减少，有些患者长期卧床不起，身体必然有些亏虚，此时用药应以'补'为主，让患者骨伤部位和身体都尽快恢复健康。"

"破、活、补"三期用药原则，看似简单、平淡无奇，实则蕴含着丰富的中医哲理，它不仅体现了中医整体观念和辨证论治的思想，而且揭示了中医正骨药物治疗的内在规律，使中医正骨的药物治疗有章可循，大大提高了临床疗效，减少了骨折后遗症的发生。"破、活、补"的三期用药原则，是郭维淮对平乐正骨多年临床实践经验的高度概括和总结，也成为中医治疗骨折的"法"和"纲"。

1993 年 8 月，陕北一位姓陈的中年男子，因车祸造成左侧股骨颈粉碎性骨折。在当地医院做了 3 次内固定手术，谁知 100 天后，拍出的 X 光片报告上赫然写着："骨折处无骨痂生长。"

患者和家属着急了，急忙转到西安一家著名的骨科医院，又治疗半年多，结果仍然是"无骨痂生长"。他先后又看了 3 家省级医院，经过多位专家诊治，仍没有效果。

最后，医生建议他做手术治疗，进行股骨头置换，并告知即使手术后恢复良好，也只能维持 5 ～ 10 年。患者有些绝望了。

"山穷水尽疑无路，柳暗花明又一村。"1995 年元月的一天，患者无意间在电视看到了郭维淮获得"白求恩奖章"的新闻，他仿佛看到了最后一线希望，让家人马上把他送到了洛阳正骨医院。

郭维淮在对他的病情进行仔细检查后，对他说："你放心，你骨折处的骨痂能长上，不需要手术，更不用换股骨头。"听了郭维淮的话，患者惊喜不已，1 年半时间过去了，跑了那么多家医院，白吃了那么多的苦，白花了那么多的钱，今天总算是盼到救星了。

在治疗期间，患者从用药的那天起，就感到疼痛逐渐减轻，肿胀逐渐消失，关节逐渐变软，萎缩的肌肉也逐渐得到了恢复，情况一天比一天好。经过 1 个月的治疗，奇迹出现了，复查报告单上清楚地写着："骨折处大量骨痂生长（骨折愈合）。"又经过两个月的功能锻炼，患者的左腿功能完全恢复，行走自如了。

平乐正骨的内服接骨丹、筋骨痛消丸、展筋丹、活血接骨止痛膏，是祖传治疗骨伤的经典药物。经过长期的临床实践和观察，内服接骨丹有明显的促进骨折愈合的疗效；筋骨痛消丸、展筋丹、活血接骨止痛膏则能明显起到活血化瘀、消肿止痛的作用。然而，现代医学认为，药物的疗效仅靠临床观察是不够的，还必须用现代科学方法进行研究，以证明药物疗效的真实性和可靠性。为此，早在 20 世纪 60 年代，洛阳正骨医院就开始对平乐正骨的祖传药物开展了一系列的实验研究工作。例如，对平乐内服接骨丹进行了系统的临床及实验研究。临床研究采用的是 X 片和血流图等指标，设立用药组和对照组，采用双盲法治疗，观察 200 例股骨骨折患者情况。结果表明，用药组骨折愈合时间比对照组提前 6.2 天，平乐内服接骨丹可明显促进骨折愈合。又应用 X 片、组织学、组织化学以及放射自显影等技术指标，对平乐内服接骨丹进行了动物实验研究，结果证明，该药可使成骨细胞机能活跃，碱性磷酸酶增多、活性增强，糖原合成和利用加速，胶原结合钙盐产生新生骨质快，可促进骨原生细胞繁殖和细胞内 DNA 的合成等，从而进一步证明了平乐内服接骨丹有加速骨折愈合的作用。

此外，洛阳正骨医院还利用现代科学的方法，对平乐内服筋骨痛消丸、外用展筋酊与活血接骨止痛膏进行了一系列实验研究，结果表明，这些药物对骨质增生引起的疼痛和急慢性软组织损伤效果良好，证明了临床观察的真实性。

郭维淮在对平乐传统中药的研究方面，获得了丰硕的科研成果。他的平乐内服接骨丹对骨折愈合作用的临床及实验方面的研究，荣获 1986 年国家卫生部重大科技成果乙等奖，在 1989 年的国际传统康复医学会议上被评为金奖；筋骨痛消丸的实验及临床研究荣获 1998 年河南省中医药科技进步二等奖；筋骨痛消丸生产工艺的关键技术研究及应用荣获 2011 年河南省中医药科学技术成果一等奖；平乐活血止痛膏的研究荣获 2004 年河南省中医药科技进步一等奖。在新药研制上，他在 2003 年发明了一种治疗软组织损伤的喷雾剂及制备方法；2005 年，他发明了展筋按摩乳剂及制备方法。

目前，平乐郭氏正骨的传统药物筋骨痛消丸，已是国家中药保护品种、国家重点新产品、国家火炬计划项目、国家中成药科技成果推广项目、河南省高新技术产业化重点项目。

建院以来，洛阳正骨医院在继承创新平乐正骨传统中药的基础上，突出专病专科的特色优势，相继开发了一系列专病专药制剂，像治疗风湿病的顽痹通、顽痹清、顽痹乐、顽痹康系列；治疗骨关节病的桃仁膝康丸、羌归膝舒丸、地黄膝乐丸系列；治疗小儿骨折的小儿接骨颗粒、小儿活血止痛颗粒、小儿清热颗粒系列；治疗骨髓炎的骨炎托毒丸、骨炎补髓丸、骨炎膏系列；治疗股骨头坏死的股骨头坏死愈胶囊、复骨胶囊系列等。传统的平乐正骨已经插上了现代科技的翅膀，造福了成千上万的骨伤病患者。

第二十三章　医者仁心，洛阳正骨医院的祖传基因

在平乐正骨第四代传人郭聘三先生的墓道碑上，有如下记载："间有仪物享之，未尝不裁酌以义守；若金钱则却之，无吝啬。"郭家看病不要钱，穷人看病富人拿钱，这是郭家祖上定下的规矩，以仁爱之心悬壶济世、解救苍生，是郭家的行医之本。

斗转星移，光阴荏苒，沧海桑田。200多年过去了，平乐正骨发生了历史性的巨变，但是唯有一样东西永恒不变，那就是闪耀着人性光辉的"医者仁心"。

医者仁心是平乐郭氏正骨的祖传基因，是洛阳正骨医院品牌的灵魂，也是洛阳正骨医院文化建设的核心，更是践行大医精诚的行为准则。

千百年来，中医正骨师都是凭借双手的感觉，来判断和整复患者骨伤的，但是随着现代医学的发展，X光机等检查手段的引入，古老的中医正骨术正面临着前所未有的挑战。在清晰的X光片下，骨伤患者的病情和疗效一目了然，中医正骨整复不够精确，效果不够直观的缺点暴露了出来。

20世纪50年代初，洛阳正骨医院的医师们敏锐地察觉到了这一点，正骨术必须和X射线透视诊断相结合，才能有所发展、有所提高，否则将遭到无情的淘汰。

普通人都知道一个医学常识：长期照射X光，会对人体造成伤害，甚至会造成终身残疾或危及生命。作为医生，更是比谁都清楚这一点，可是，为了发展提高中医正骨医术，让患者达到最好的治疗效果，洛阳正骨医院的医师们做出了一个惊人的决定：一边观察X光的透视情况，一边为患者进行手法复位。

在X光机下，如果医师们带着笨重的防射线铅手套，就会影响到手法整复的准确性，为了追求完美的正骨效果，他们索性将手套扔到一边，赤裸双手为患者进行手法整复。古老的正骨术，借助现代诊疗设备，实现了的完美的统一，在一些方面甚至超过了西医的手术治疗，但后果也可想而知，医师们在用双手拯救无数骨伤患者的同时，他们自己却成了X射线的直接受害者。

多年以前，郭维淮、张茂、闻善乐、张正运、杨振宇、付光瑞、边绍普……那些

风华正茂的正骨医师，如今都是辐射病的受害者，在他们的耄耋之年，都不得不忍受辐射病带来的痛苦煎熬。

张茂老人的双手因受射线辐射，溃烂严重，不得不截去两个中指，他对记者说，"当时的防护装备不健全，只有灌满铅的厚重手套，可戴着手套治疗起来很不方便，我们将双手暴露在射线下工作，是希望尽快摸索出规律，让后来的人少受辐射"。

张正运老人是高云峰的首批异姓弟子，在回忆当年的工作情景时，他说："平均每天要给 30 个患者做治疗，在 X 射线下一待就是一天。"当问到老人在 X 射线下给患者治疗时，有没有担心过自己的手？老人笑着说："给患者治疗要很专心，来不得半点马虎，当时就想让患者尽快好起来，这是医生的职责，顾不得自己的手了。"

傅光瑞医生左手患有放射性皮肤癌，中指已经于 1998 年进行截肢。后来老人的左眼又患上了辐射性白内障，做手术安装了人工晶体。

高书图副院长痛心地说：我们有 7 位老医生，其中有 3 位截肢，有一位已经离开了我们（主任医师姜友民右手截肢后，因癌症扩散已于 1998 年去世）。

如今，射线的防护工作已经相当先进，正骨医师再也不会遭受放射线的伤害了，中医正骨医术结合现代医疗设备得以重生，成为中西医结合的新型疗法。然而背后，是年轻的正骨医师们用他们无悔的青春和一颗赤诚的"医者仁心"，托起的苍生大爱。

医乃仁术，大爱无疆。为了支援新疆医疗卫生事业的发展，1998 ～ 2012 年，洛阳正骨医院共有 6 位医生远赴新疆，他们响应党的号召，把爱奉献在天山南北，谱写了一曲平乐正骨人的大爱之歌，被新疆人民赞誉为盛开在西域高原上的"正骨之花"。

1998 年以前，新疆阿克苏地区库车县人民医院只有一个 80 张床位的大外科，以急性胆囊炎、急性阑尾炎、疝气等手术为主，没有专门的骨科。1998 年 2 月，洛阳正骨医院的小儿骨科主任医师万富安来到这里，才开始接收骨伤病号。援疆 3 年，万富安平均年手术 400 多台，有时一天最多做过 7 台手术，年住院周转达到 800 ～ 900 人次。他还在医院创建了骨伤科，开设有 37 张床位，极大地方便了当地骨伤患者的就诊。

援疆期满，库车县人民医院给出的评价是："万富安医生为库车县人民医院的发展做出的贡献具有里程碑意义，他使多少骨伤患者慕名而来，满意而归，库车县人民永远不会忘记他。"

2002 年 7 月，洛阳正骨医院副院长李无阴来到新疆阿克苏第二人民医院兼任副院长，主抓医疗、护理和医技工作。那时的医院，杂草丛生，连院墙也没有，住院患者只有 30 多人，医院有时工资都发不出来，条件之差可见一斑。

按照规定，李无阴可以住单间宿舍，但他看到医院的困难，二话没说就搬到两人间的土坯房里。为了方便工作，他还把办公室搬到了病区，除手术和查房外，每天坚持坐诊。李无阴医术精湛，找他看病的人特别多，有时忙得连水都顾不上喝，就是再忙，每天他都要看完最后一位患者才下班。有一次，他本人患病，手术缝合了7针，就是在这样的情况下，他也没有休息一天，照常为患者看病。他有时冒着被放射线烧伤的危险，在透视机下为患者实施手法整复，使患者得到了很好的救治。

为了培养当地的医护人员，李无阴举办培训班，毫无保留地传授医疗技术，带出了一批医疗骨干。援疆期间，他带领医护人员开展新技术、新疗法20余项，其中近10项填补了当地医疗界的空白。他还积极推广先进的管理经验，使医院的面貌焕然一新。援疆3年来，医院不仅实现了骨科独立分科，骨伤住院患者也由援疆之初的几个，到最多时的近40个，医院骨科还被评为阿克苏地区优秀专科。医院取得了社会效益和经济效益的双丰收。

在新疆，李无阴冒着严寒酷暑，下乡义诊20余次，为数万名患者诊病疗伤，深受当地干部和群众的爱戴。他还省吃俭用资助了3名维吾尔族孩子上学，亲朋好友都叫他"傻院长"。李无阴被中共新疆维吾尔族党委和人民政府授予"优秀援疆干部"荣誉称号。

2008年，李无阴到新疆乌鲁木齐出差。阿克苏人听说后，十几个人一起包了一辆中巴车，驱车1000多公里，赶到乌鲁木齐请他吃饭。李无阴说："在新疆工作，虽然远离家乡与亲人，但只要能为当地人民群众解除病痛，我无怨无悔！"

崔宏勋是洛阳正骨医院脊柱外三科的医生，2010年12月，崔宏勋来到新疆哈密地区第二人民医院。这家医院骨科技术力量比较薄弱，尤其是脊柱外科，几乎是一片空白。崔宏勋来到这里以后，积极开展工作，为当地患者治疗骨伤疾病，传授正骨技术，帮助骨科医疗水平，深受医院和患者的欢迎。

2011年年末，崔宏勋忙完一台手术，刚下班后回到寓所，接到了医院打来的电话，说有危重患者需要抢救，他顾不上休息便迅速赶回医院。伤者是哈密车务段柳园车站机车连接员刘志勇，送来时脖子以下部位已失去知觉，崔宏勋对他进行了认真的检查，确定是颈椎粉碎性骨折，神经受损，必须立即展开手术，否则会危及生命。

面对高风险的手术，刘志勇的家人顾虑重重，想把患者送到乌鲁木齐的大医院去。"我是洛阳正骨医院来的医生，请相信我，我保证尽全力把手术做好！"时间就是生命，崔宏勋主动请缨上阵。

刘志勇的舅舅拉着崔宏勋的手说："就请你把志勇当成亲兄弟对待吧！""你放心，他就是我的亲兄弟！"元旦那天，崔宏勋加班为刘志勇做了手术。

刘志勇的肢体逐渐恢复了知觉，右脚也能轻微活动了，手术的成功让刘志勇和家属对崔宏勋更加信任。为了让患者得到更好的救治，崔宏勋建议患者到洛阳做进一步的治疗。

2012年2月上旬，刘志勇的家人与援疆期满已返回洛阳的崔宏勋取得联系，告诉他刘志勇最近要来洛阳。刘志勇到洛阳的那天，一下火车就见到了前来接站的崔宏勋，并一起坐上了医院的救护车。

经过短短1周的针灸、推拿、做操等一系列康复治疗，刘志勇已经能够自己下地行走了，崔宏勋有空就来看望这位新疆"兄弟"。刘志勇的母亲激动地说："我原来担心孩子可能就这样瘫痪了，是崔医生和洛阳正骨医院给了他第二次生命啊！"

洛阳正骨医院的老院长高云峰、郭维淮就是一面迎风飘扬的旗帜，一个"大医精诚"的无声誓言，引领着平乐正骨的后来者，行路致远，砥砺前行。

第二十四章 "五化"发展战略，洛阳正骨医院快速发展的强劲引擎

1976 年 10 月，神州大地响起一声惊雷，以华国锋为首的党中央，一举粉碎了"四人帮"，中国迎来了改革开放的春天，国家建设走上了高速发展的快车道。

为了满足社会主义现代化建设的需要，振兴中医药事业，1978 年，邓小平在卫生部上报的《关于认真贯彻党的中医政策，解决中医队伍后继乏人问题的报告》中，做出重要指示，他说："这个问题应该重视，特别是要为中医创造良好的发展与提高的物质条件。建议以中央名义加一批语转发下去。"李先念、陈云、彭真、邓颖超、徐向前等中央领导也都在报告中分别做了重要批示。随后，人民日报发表了《大力加快发展中医药事业》的社论，光明日报发表《重视中医，发展中医，提高中医》的社论。随着党的十一届三中全会的胜利召开，中国的中医药事业又迎来了崭新的发展机遇。

1980 年，卫生部在全国中医和中西医结合工作会议上指出，中医中药要逐步实现现代化。1982 年，在全国中医医院和高等中医教育工作会议上，又明确指出，中医机构要保持和发扬中医特色。就在这一年，"发展现代医药和我国传统医药"被写入《中华人民共和国宪法》，国家以法律的形式对中医药实施保护。1985 年，中央书记处在关于卫生工作的决定中指出，要把中医和西医摆在同等重要的地位。1986 年，国家成立中医管理局，1988 年更名为国家中医药管理局。在党的中医政策指引下，中医的医疗、教学、科研机构不断充实扩大，中医药事业快速发展，取得了举世瞩目的成绩。

在党的中医药政策指引下，在改革开放的春风沐浴下，经历了"文革"十年动乱，遭受严重创伤的洛阳正骨医院，枯木又逢春，老树发新枝，迎来了它又一个快速发展的黄金时期。

洛阳正骨医院经过几代人的不懈努力和艰苦奋斗，医院发生了翻天覆地的变化，特别是改革开放以来，医院取得了举世瞩目的辉煌业绩。

目前，洛阳正骨医院已发展成为一家集医疗、教学、科研、产业为一体的大型医

疗机构，是全国中医骨伤专科医疗中心、全国重点中医专病（专科）建设单位、全国中医骨伤科医师培训基地、国家博士后科研工作站、国家药品临床研究基地、三级甲等中医医院和河南省正骨研究院（图24-1）。"平乐正骨"成为中医骨伤学科的主流学派。

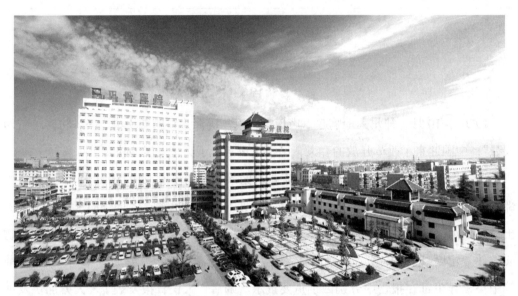

图24-1 河南省洛阳正骨医院

现在，洛阳正骨医院分为东花坛、白马寺、郑东新区3个院区，占地500多亩，现有职工1300余人，开放病床1350张，年门诊量达26万人次，年收治国内外住院患者2.6万余人次。

洛阳并非北京、上海那样的大城市，洛阳正骨医院的规模和设备也不能和大城市的大医院相比，那么，究竟是什么原因，吸引着每年数十万的骨伤患者来到这里？平乐正骨作为中华老字号，为什么历经200余年风雨仍基业长青？洛阳正骨医院续写百年辉煌传奇，又有何神来之笔？人们迫切地想知道它答案。

其实，我们只要回顾一下洛阳正骨医院的发展史，就不难发现，洛阳正骨医院的每一次跨越式发展，都是一次抓住机遇，解放思想，勇于改革，大胆创新，艰苦奋斗的艰辛历程。

如果说，20世纪50年代，高云峰带领平乐正骨冲破封建家族势力，走出郭家大院，创建洛阳专区正骨医院、河南省平乐正骨学院及正骨研究所，把"郭氏正骨"变为"国氏正骨"，是适应新中国社会主义医疗卫生事业发展需要，实现了第一次腾飞的话，那么，洛阳正骨医院的二次腾飞，则是在郭维淮、杜天信的带领下，顺应改革开放的时代潮流，主动迎接市场挑战，坚决实施医院"专科化、特色化、品牌化、一体化、国际化"发展战略的必然结果。

如果说洛阳正骨医院的腾飞有什么秘诀的话，以下几点会给我们一些有益的启示。

一、人无我有，人有我专，成就医院特色优势

洛阳正骨医院坚持"以专科为龙头，以优势学科为重点"，发挥中医药特色优势，走专科化、特色化道路。

洛阳正骨医院是目前国内外分科最为细化的三级甲等中医骨伤科医院，设立有颈腰痛中心、脊柱外科、髋部损伤科、膝部损伤科、足踝损伤科、上肢损伤科、手术显微外科等 38 个临床科室，每个专科都有各自的人才梯队、科研目标和学术方向，都研制有治疗某一骨病的专门制剂，依托创新发展的平乐郭氏正骨医术，博采众长，以先进的医疗科研技术，为患者提供完善的专业化医护服务，开发研制生产了独特疗效的骨伤科医疗产品和医药器械，以专业化的实力满足不同层次骨伤科患者的需求。

"医院有专科，专科有专病，专病有专家，专家有专长"，临床科室的细分，让洛阳正骨医院的专科优势更加显著，专科诊疗技术更加精良，步入了强者恒强的良性循环轨道。

"十五"期间，医院根据疾病谱的变化，把骨病、筋伤以及退行性变等疑难疾病作为研究重点，成立了颈腰痛、骨关节炎、骨髓炎、骨肿瘤、骨坏死、骨不连等 6 个重点专病研究组，确定以中医治疗为研究方向。

医院拿出 80 万元专项资金，支持重点课题项目研究。这些重点专病研究组经过发展，均已独立成科，并且形成了各自的中医、中西医结合的治疗特色。如颈肩腰腿痛中心完全采用针灸、推拿、理疗、中药等传统方法治疗颈肩腰腿痛疾病，疗法规范，疗效显著，深受患者欢迎。

"十一五"期间，医院加大对科研的资金投入，拿出 200 万元资金，资助"骨关节退行性疾病的研究""骨坏死的研究""脊髓损伤的研究""骨科疾病康复的研究""手法复位技术的整理研究"等 10 个科研项目的实施。

洛阳正骨医院的骨髓炎科是全国三级甲等医院中较早设立的治疗骨关节感染的专科，经过多年的临床研究，逐步形成了以中西医结合、整体论治为理论体系，以内外兼治、一期修复为治疗特色的骨髓炎专科，被卫生部、国家中医药管理局批准为重点发展专科。

目前，医院的颈腰痛科、膝骨关节病、中医骨伤科学、非手术疗法治疗膝骨关节病研究室已被确定为国家中医药管理局重点专科（专病）、重点学科和重点研究室。

洛阳正骨医院还大力实施特色化发展战略，充分发挥中医药的特色优势，将平乐郭氏正骨精髓的"三原则"（整体辨证、筋骨并重、内外兼治）和"四方法"（手法整复、夹板固定、药物治疗、功能锻炼）广泛应用于中医骨伤的医疗实践中。

医院突出中医特色，规范医师行为，在以往单病种管理的基础上，医院对 190 个常见骨伤病种的诊疗情况进行整理、分析和总结，将医院多年传承创新的"平乐郭氏正骨"的中医药，结合现代医学技术，优化诊疗方案，编写了《洛阳正骨·骨伤病症诊疗规范》一书，对传统的针灸、推拿、理疗、手法整复等治疗方法进行整理，对各病症的诊疗过程从系统上进行控制，促使临床医师运用具有平乐正骨优势的特色诊疗方法，使中医治疗骨伤疾病的特色优势更加显著。

洛阳正骨医院在传统手法复位治疗骨伤疾病、内外固定器治疗骨折疾病、中西医结合治疗骨伤科疑难病症、药物配合治疗骨伤疾病、术后功能锻炼方法等多方面，继续保持特色优势。如采用夹板固定等传统疗法治疗四肢骨折，采用洛阳正骨治脊疗法治疗腰椎间盘突出症，采用优质牵引法治疗颈椎病，采用大手法、中药熏洗和小针刀综合治疗骨关节病，都取得了良好的疗效，并在全国范围内推广应用。

二、品牌建设，让平乐正骨的金字招牌更加闪光

品牌建设是医院文化建设的灵魂。洛阳正骨医院成立品牌策略委员会，具体负责医院的品牌规划、宣传和管理，不断加大对"洛阳正骨"品牌文化的挖掘、规范、保护、管理、提升和宣传力度。

关于品牌化战略的实施，院长杜天信说："品牌战略是医院发展的永恒主题，医院经过老一辈专家的传承发展，在全国中医骨伤界已享有盛誉，形成了老百姓认可的品牌，医院沿着医、教、研、产的路子步入了正规的发展轨道，在构建社会主义和谐社会的新形势下，医院不能仅仅追求经济效益，更要注重社会效益，这才是医院品牌的价值所在。"

200 多年来，平乐正骨有许多美丽的传说和神奇的故事，医院围绕"平乐正骨"传奇的历史文化，进行深入挖掘和精心提炼，将其文化精神内涵总结为："兼收并蓄，海纳百川的博大胸怀；精益求精，追求卓越的优良品质；以人为本，苍生大医的崇高医德；励精图治，艰苦创业的奋斗精神。"在充分吸收借鉴平乐正骨优秀的传统文化和古

今中外先进企业文化的基础上，总结提炼出了洛阳正骨医院"传承创新、弘扬正骨医术，关爱生命、创造健康人生"的医院使命，"关爱、卓越、健康、和谐"的医院精神，"正骨人，人正骨正；医患情，情真心真"的核心价值观。这些医院文化的精髓，既是对洛阳正骨悠久历史的总结，又体现了中医药文化的核心价值，是洛阳正骨品牌文化建设的灵魂和土壤。

2009 年，一部由医院投资拍摄，实力派导演吴子牛执导，著名影星徐帆、赵文瑄主演，以反映洛阳正骨传奇历史，弘扬中医传统优秀文化为主题的 36 集电视连续剧《大国医》，在全国热播，产生了巨大反响。卫生部副部长、国家中医药管理局局长王国强说："《大国医》通过引人入胜的故事，跌宕起伏的情节，展示了中医药'简、便、验、廉'的特色与优势，展示了中医药人为国为民、救死扶伤的崇高品德和高超医技，展示了中医药源于实践、高于实践的科学内涵，是中医药文化建设的又一成果，是以文艺形式传播中医药文化的又一次有益尝试。"这部电视剧荣获了全国第十一届精神文明建设"五个一工程奖"。

近年来，医院联合中央电视台《新闻联播》《健康之路》《中华医药》《百科探秘》《探索发现》等栏目，播出有关平乐郭氏正骨和洛阳正骨医院专题节目 21 期，在省市电视台播出节目 200 多期，在平面媒体刊登稿件 670 余篇。编辑出版了《洛阳正骨临床丛书》《骨伤防治与康复丛书》《平乐正骨》《洛阳正骨志》《洛阳正骨骨伤病症诊疗规范》《洛阳正骨传奇故事》等系列丛书，这些都使洛阳正骨的品牌形象得了到显著提升。

非物质文化遗产是历史发展的见证，是具有重要价值的珍贵文化资源，是中华民族智慧和文明的结晶。为保护好"平乐正骨"这一品牌资源，医院积极申报国家非物质文化遗产，2007 年"洛阳正骨"被列入省级非物质文化遗产保护名录，2008 年"平乐郭氏正骨术"被列入第一批国家级非物质文化遗产扩展项目名录。2010 年，作为"平乐郭氏正骨法"的主要传承载体——河南省洛阳正骨医院，被河南省政府确定为河南省非物质文化遗产传习所。

"平乐正骨"已和世界文化遗产龙门石窟、国色天香的洛阳牡丹、风味独特的洛阳水席并称为"洛阳四绝"。

医院还申请注册了"平乐正""平乐骨""白马寺正骨"等 10 个与医院知识产权密切相关的商标，并运用法律武器，在全国范围内开展"打假"活动，对有损医院品牌的人和事一查到底，严肃处理。

医院党委书记韩新峰说："既然前辈为我们留下了这一珍贵的文化品牌，那我们这一代人就应该使之发扬光大。我们有信心、有决心肩负起这一历史使命，力争把洛阳正骨医院建设成为环境一流、管理一流、技术一流、设备一流、服务一流、效益一流，能与国内外先进水平接轨的现代化中医骨伤医院，使洛阳正骨医院的品牌更强、更大、更响亮！"

近年来，医院先后荣获了"全国卫生系统先进集体""河南省文明单位""河南省文明中医院""职业道德建设十佳单位"等荣誉称号。

三、一体化发展，使医院综合实力得到快速提升

洛阳正骨医院坚持走"以医疗为根本，以教学、科研为两翼，以产业为延伸的一体化发展模式"，逐步形成了医、教、研、产一体化的发展格局。

多年来，医院把医疗、教学、科研和产业融为一体，相互促进，相互支撑，共同发展，在继承创新平乐郭氏正骨技术精髓的基础上，加强专科专病建设，深化体制改革，注重内涵建设，提升创新能力。

其一，保持中医特色，中西医治疗相结合。医院在临床上坚持"挖掘、继承、创新"的指导思想，将平乐郭氏正骨精髓"三原则"（整体辨证、筋骨并重、内外兼治）和"四方法"（手法整复、夹板固定、药物治疗、功能锻炼）广泛运用于中医骨伤科医疗实践中，在保持中医特色的同时，坚持走中西医结合道路。对周围神经损伤，如臂丛神经损伤、上下肢神经损伤、拇手指再造等技术已达国内领先水平；对脊柱类疾病，如骨折、脱位、截瘫、滑脱、侧弯、畸形、脊柱不稳定等区分不同情况，采用大重量牵引快速复位、全椎管扩大减压术、改良头盆环牵引及 CD 技术、腰椎滑脱复位器、腰骶神经吻合术等方法进行治疗，疗效确切；采用带旋髂深血管及缝匠肌双蒂髂骨瓣直接转位移植于骨折端加血管束植入的综合疗法治疗陈旧性股骨颈骨折和骨坏死，采用"π"型植骨法治疗骨肿瘤，采用骨皮瓣移植治疗创伤性骨髓炎、骨皮缺损，采用前路 PREGETMLP 人工椎间盘置换治疗脊髓型颈椎病等效果良好。

其二，医院与高校"联姻"，实现合作共赢。1958 年，河南省平乐正骨学院成立，洛阳专区正骨医院（洛阳正骨医院前身）即为学院的附属医院。之后医院以开设中医学徒班、成人骨伤大专班和全国骨伤科医师进修班等多种形式培养出正骨人才 5000 余人。

进入 21 世纪，洛阳正骨医院积极与中医高等院校"联姻"，医院先后与上海中医

药大学、浙江中医药大学、福建中医学院、安徽中医学院、湖南中医药大学、河南中医学院等国内众多中医高校合作，联合培养中医骨伤科高层次人才，走出了一条医疗机构和高等院校优势互补、共同发展的新路子。比如，作为全国医药类重点高等学校的湖南中医药大学，为了更好地传承和发扬"平乐郭氏正骨"医术，专门成立洛阳正骨学院，以作为湖南中医药大学的教学医院和附属医院。2012年11月，湖南中医药大学又聘任平乐郭氏正骨第七代传承人郭艳幸为湖南中医药大学的博士研究生导师。医校双方在医疗、教学、科研方面的有机结合，开创了合作共赢的良好局面。

河南中医学院和洛阳正骨医院联合开办了平乐正骨传承实验班，以"中医＋中医骨伤＋突出平乐正骨特色诊疗技术"为人才培养模式，前3学年先学习基础理论和临床课程，最后两学年在洛阳正骨医院参与临床实践，为系统研究平乐正骨流派、传承弘扬中医文化开辟了一条新路；双方还在教学管理、科研创新等方面深化交流合作，加快洛阳正骨医院由临床型向科研型、教学型医院转变的步伐。

现在的洛阳正骨医院，是国家卫生健康委、国家中医药管理局确定的全国中医骨伤科医师进修基地，担负着国家中医管理局和河南省中医管理局"112、113"人才培训任务。2006年6月，经国家人事部、全国博士后管理委员会批准，医院设立了博士后科研工作站。

其三，技术创新，这是医院发展的不二法则。院长杜天信说："平乐正骨的品牌之所以能经历200多年的风雨而长盛不衰，除了其学术、技术优势独树一帜外，一个很重要的原因就在于它能够在创新中不断发展。"

200多年以来，平乐正骨从来没有停止过技术创新的脚步，不断发展的新技术、新产品，让洛阳正骨医院始终处在中医正骨的领先地位。

1959年河南省洛阳正骨研究所成立，2006年更名河南省正骨研究院。以此为平台，医院设立了河南省中医骨伤工程技术研究中心、中心实验室、SPE动物实验室、信息中心；成立了临床研究部、药剂研究部、生物医学工程研究部、成果推广部，以及骨肿瘤、骨结核、骨关节病、骨质疏松、骨髓炎、股骨头坏死、风湿病等7个专病研究小组。

近年来，医院在治疗骨髓炎、骨肿瘤、骨坏死、脊柱病、断肢再植等方面取得了显著成绩。如采取旋股外侧"A"横支大转子骨瓣再造股骨头术治疗股骨头坏死，解决了青壮年股骨头坏死的塌陷难题，为再造股骨头开辟了一条新途径；开展了全国首例骨盆肿瘤半侧全切术、肱骨头肿瘤切除人工关节重建术；应用显微外科技术进行病灶清除，多种皮瓣、骨皮瓣联合移植治疗骨髓炎效果良好，2002年11月，中央电视台《健康之路》向全国推荐了这一技术；为解决骨皮缺损、假关节等方面的问题，医院开展的小腿外侧肌间隙血管皮瓣——腓骨移植和带血管胫骨皮瓣移植术为国内首创，被称为"洛阳皮瓣"。

2001年，洛阳正骨医院与北京航空航天大学合作，研制开发出了世界上首台正骨机器人。正骨机器人首次将机器人技术、计算机技术与传统中医正骨术相结合，医生通过电脑远距离操作，即可为患者做正骨治疗，中央电视台对此进行了宣传报道。

为了充分调动科研人员的积极性，医院每年都加大对科研经费的投入。用100万元设立了"郭维淮学术发展基金"；每年再从医疗、产业收入中提取一定比例的追加基金，用于奖励科研成果、新技术的引进与创新，以及优秀学术论文的发表。

医院还不定期邀请国内外知名专家学者来院讲学，介绍各科领域最新进展，鼓励科技人员积极参加国际学术交流和短期专题研修，不断提高科技人员在国际舞台的科技竞争力。

多年来，医院在依靠科技进步发展洛阳正骨的思想指导下，积极利用现代科学方法加强对骨科疑难病、骨科中药新药、骨科医疗器械的研究，先后获得科研成果120项。

目前，河南省洛阳正骨医院已有1个国家临床重点专科、4个国家中医药管理局重点专科、1个国家中医药管理局重点学科和1个国家中医药管理局重点研究室。

其四，附属产业健康发展，拳头产品享誉全国。中药治疗是洛阳正骨的一大特色。为充分发挥这一优势，1959年建立了医院附属药厂，1997年河南省洛正制药厂建成投产，2004年通过GMP认证。医院自行研制出胶囊剂、丸剂等8种剂型，40多种医院制剂，因其疗效显著、使用方便，深受广大骨伤患者的好评，其拳头产品"筋骨痛消丸"被批准为国家中药保护品种、国家火炬计划项目、国家中医药管理局科技成果推广项目，不仅享誉全国，而且出口到东南亚、美国等国外市场。后继开发的"筋伤止痛膏""独一味"等新产品满足了患者多方面的治疗需求。

洛正医疗器械厂根据市场需求，新产品开发层出不穷。该厂能够生产3大系列100多种产品医疗器械，其中开发生产的经皮付氏钳、经皮鱼嘴钳、起重机架、跟骨反弹器、多功能牵引架、洛阳夹板等多种固定器具，对骨伤病的治疗具有独特功效。医院附属的博赛挺中医药科技开发公司，积极探索市场化、公司化运作模式，推广普及中医药特色产品和技术，进一步扩大了医院的影响力，丰富了医院一体化发展的组织结构。

四、平乐正骨，昂首阔步登上世界大舞台

建院以来，洛阳正骨医院坚持国际化的发展战略，实行现代化、开放型、创新型管理，坚持"走出去，请进来"的人才培养模式。尤其是改革开放以来，进一步加快了国际化发展步伐，立足国内，面向国际骨伤医疗市场，广泛开展国际交流与合作，积极参与国际竞争，把百年"平乐正骨"推向国际舞台，引领医院向更高层次迈进。先后有俄罗斯、日本、韩国、印度尼西亚、斯里兰卡、瑞士、意大利、德国、美国、英国、匈牙利、马来西亚、法国以及港、澳、台地区的骨伤科学者和学术团体，来医院参观、讲学，开展学术交流。缅甸等国派留学生来河南洛阳正骨医院学习；医院也多次委派医护人员到新加坡、日本、英国、法国、德国、美国、俄罗斯、白俄罗斯等国家参加培训学习，提升医疗管理水平，培养了一批外向型的医疗人才。

洛阳正骨医院 8 次派遣援外医疗队，分赴埃塞俄比亚、赞比亚、波兰、厄立特里亚、瑞士等国，为该国人民提供医疗服务；成功举办了 8 期全国骨伤科技成果推广班、7 届平乐正骨学术研讨会，承办了"94 中国洛阳中医骨伤国际培训暨学术研讨会"和"2004 中国洛阳国际骨伤论坛暨第七届平乐正骨学术研讨会"。随着对平乐正骨深入的研究和传播，平乐正骨逐渐走向全国，走向世界。

2006 年 3 月 10 日，对洛阳正骨医院和俄罗斯圣彼得堡国 37 号医院来说，是一个值得纪念的日子。在中俄国际医疗中心签字仪式上，当洛阳正骨医院院长杜天信和俄罗斯圣彼得堡国 37 号医院院长里涅茨·尤里·巴夫洛夫维奇微笑着交换签字文本的时，全场响起了热烈的掌声。这次合作双方就专科特色医疗服务、学术交流与合作、推广应用洛阳正骨传统技术、药物和器械推广等达成协议。洛阳正骨中俄国际医疗中心成为河南省在国外建立的第一家全方位合作医疗机构，它的组建，对弘扬祖国传统医学，推进中医药走向世界，推动中西医在疗法、学术、药物等方面的国际交流具有重要的历史意义。

2011 年 10 月 12 日，德国阿斯克勒皮奥斯骨科医院院长汉尔特先生再次来到洛阳正骨医院，这已经是他第 6 次率团访问医院。这次访问，汉尔特院长除了进行学术讲座外，还对筹建突出中医特色的洛阳正骨医院传统医学中心表示了极大兴趣。双方就医院集团化管理、康复医院建设、急救技术提高等方面进行了深入探讨，并达成了多项合作意向。

洛阳正骨医院与德国霍德华·阿斯克勒皮奥斯医院是友好医院，双方在医院管理、医疗、护理等多方面开展合作交流。洛阳正骨医院成立了两个中德友好医院合作示范病区，汉尔特先生受聘为该院管理顾问。2009年，汉尔特先生作为洛阳正骨医院的管理顾问，获得了河南省政府颁发的"黄河友谊奖"。

在国际交流中，洛阳正骨医院的专家们走出国门，将"平乐正骨"医术传播到了世界各地。

1997年9月30日，正在非洲厄立特里亚国援外的中国医疗队队员洛阳正骨医院专家鲍铁周医生，突然接到任务，让他和另外两位队友赶去为该国总统伊桑亚斯治病，原来总统患有腰椎间盘突出症，虽在美国做过手术，但效果并不理想，病情严重时，只能趴着处理公务。厄立特里亚卫生部邀请多国专家会诊，专家们一致认为，必须做二次手术，否则后果严重，伊沙亚斯总统不愿再做第2次手术。这次总统腰椎间盘突出病情加重，疼得下不了床。

鲍铁周在给总统仔细检查后认为，可以不用手术，采用平乐正骨手法，结合针灸、牵引、药物进行综合治疗，就能使突出的椎间盘复位。厄立特里亚卫生部决定由鲍铁周担任总统的主治医师，鲍铁周他们为伊沙亚斯总统进行点穴、针灸、角度牵引、手法复位等治疗，并服用平乐正骨的筋骨痛消丸，使总统的病痛很快得到了缓解，当晚总统就能安然入睡了。1个月后，病情大好的总统，专门接见了中国医疗队全体队员，高度赞赏中国医生的医疗水平。3个月后，总统的病情基本痊愈。此后，总统经常邀请鲍铁周他们到家中做客，该国有重大国事活动时，中国医疗队也总被请为座上宾。

2001年10月，颈肩腰腿痛一科主任杨耀洲受河南省卫生厅、省中医管理局的委托，到瑞士圣加仑州中西医联合治疗中心工作。圣加仑有位官员患头痛10余年，常服止痛药、镇静剂治疗。后来，发展到每晚服四五片仍不能控制病情，有时头痛欲裂、彻夜不眠。经人介绍，他找到中国专家杨耀洲求诊，杨耀洲认为他的头痛与寰枢关节、寰枕筋膜、枕大神经及脑血管有关，遂诊断为颈性头痛。杨耀洲首先采用平乐正骨舒筋法推拿颈枕部，然后选用颈三针刺灸以通络止痛，再用定点提转复位纠正寰枢异常。经过1个小时的治疗，这位官员当晚便香甜入睡，晨起神清气爽，头痛症状完全消失。杨耀洲工作期满时，这位官员热情挽留他继续留在圣加仑工作，并说："只要你同意，我可以破例为你办手续。"此时，杨耀洲才知道，这位官员是负责警察和移民工作的副州长。

2006年，骨质疏松科孔西建主任在参加中国援赞比亚医疗队期间，曾为赞比亚总统奇卢巴之子治疗骨伤病。5 年前，小奇卢巴遭遇车祸，导致脑积水，做了脑积水腹腔引流术，在大量使用激素治疗后，出现头痛和全身疼痛的症状。医生们找不到疼痛的原因，建议到英国诊治。正准备安排儿子去英国看病的奇卢巴总统，听说中国专家孔西建主任医术高超，就请他先给儿子会诊。孔西建仔细询问病史、检查患者，并让小奇卢巴做了头颅 CT、胸腰椎 X 片检查，最后发现头痛是脑积水引流管移位导致引流不畅所致，全身疼痛是大量使用激素引起的骨质疏松症所致。后来，经过中国医疗队的精心治疗，小奇卢巴完全康复，奇卢巴总统的夫人拉住孔西建的手说："你治好了我儿子的病，也治好了我最大的心病，谢谢你！谢谢中国人民！"

五、高起点高标准，与国际先进质量体系接轨

2010 年 12 月，一条振奋人心的消息从大西洋彼岸传到了中国，洛阳正骨医院正式通过了国际医疗卫生机构认证联合委员会（JCI）的认证，成为全国中医医疗机构中首家通过认证的医院；同时，也是全国专科医院中首家通过认证的医院。

"JCI 标准主要关注的是医院的医疗质量、患者安全，及其不断改进和提高，是国际最高等级的医院黄金认证。到目前为止，我国通过 JCI 认证的医院仅有邵逸夫、广州祈福、香港港安、台湾敏盛等屈指可数的几家。"洛阳正骨医院院长杜天信如是说。

JCI 标准是国际医疗卫生机构认证联合委员会（Joint Commission International）用于对美国以外的全球医疗机构进行认证的、独立的、非营利性的评审组织，其使命是"改善全球范围内患者医疗服务的质量与安全"，这是全世界公认的医疗服务标准，代表了医院服务和医院管理的最高水平，也是世界卫生组织认可的认证模式。

2007 年，国家卫生部与国际医疗卫生机构认证联合委员会（JCI）达成合作，在现行医疗服务的质量和安全管理体系中真正引入国际标准，以进一步提高现有的医疗服务质量。JCI 标准涵盖 368 个标准（其中 200 个核心标准，168 个非核心标准），每个标准之下又包含几个衡量要素，共有 1033 小项，主要针对医疗、护理过程中最重要的环节。在通过 JCI 认证的医院里，很多细节都会有严格的制度规定。大到医疗、护理过程中的重要环节，小至每一个氧气瓶的摆放方式、水槽下空间的清洁卫生，JCI 标准要求医院所有的工作都必须有书面制度或操作程序作为指引并强制执行。其标准之严格，涵盖之详细，由此可见一斑。

为了更好地发挥中医药特色优势，促进医院国际化发展进程，从根本上提升质量管理水平和专科特色优势，医院于 2005 年开始引进医疗机构评审联合委员会（JCI）

标准。在 JCI 标准中并没有中医、中药的相关条文，医院结合中国国情和中医专科的特点，把 JCI 标准成功地运用于中医专科医院的管理中，在具体实践过程中，严格把握 JCI 理念中"医疗质量和医疗安全"这一核心，对中医处方的书写、审方、配方调剂、煎药及中药煎剂的单剂量发药等都作了制度和流程上的规定，通过信息化操作，得到了很好的实施，得到了评审人员的高度评价，认为这是中医专科医院 JCI 认证的一个创举，值得借鉴推广。

历时 5 年的 JCI 认证，让医院进行了一次脱胎换骨的"革命"，很多员工都经历了一个从陌生、不理解，甚至排斥、被迫接受，到熟悉并按照 JCL 标准执行，再到领悟其精华，欣然接受，并将 JCI 的精神变为自觉行动的过程。回望五年来 JCI 认证的漫漫之路，不少员工感慨万千。

膝部损伤科收治的大都是膝关节置换患者，是认证官关注的焦点。膝部损伤科李海婷回忆说："毫不夸张地说，3 位认证官 4 天内把膝部损伤科查了个遍，几乎走遍每一个角落，从安全通道、库房到病区，从登梯看天花板内设施安全，到医生护士病历书写与记录，没有检查不到的地方，检查完毕，认证官们给了我们科高度评价。原以为 JCI 认证高不可攀，实际上你只要用心去做，处处为患者着想，处处从安全着手，严格执行 JCI 标准，就一定可以实现目标。"

工会主席白颖的体会是："细节，还是细节，细节中还有方法。比如，保护患者和员工安全方面，JCI 认证要求在医院范围内不能放过任何细小的可能影响到患者和员工安全的隐患。例如，患者在医院内跌倒要及时报告，并要有详细记录和整改措施等。医院的护士通常会规劝患者不要在病区抽烟，但如果按照 JCI 的要求，仅仅这样做还是不够的，因为患者有可能会将烟头乱扔而引发火灾，因此，医护人员还要上前告诉他怎样正确熄灭烟头，并对患者进行健康教育。再如洗手，发药车上也配备了酒精洗手液，护士每发一次药都要干洗一次手；在住院病房，不再用共用肥皂，而采用快速洗手液，以避免交叉感染……"

脊柱一科靳理想感受最深的是："医院通过认证，有了连续监测患者安全的系统。比如，为体现人性化服务，最大范围消除患者痛苦，新患者一入院，我们就会评估其有无疼痛，疼痛的部位、强度、持续时间，并提出干预措施，干预后要观察效果，然后将整个过程记录在案。现在，我们已经将'疼痛'与呼吸、心率、体温、血压一起，列为'第五项生命体征'，成为常规服务项目。通过认证，国际检查官员给我们带来了一双发现问题的眼睛，员工们一个个的'老习惯'都被大刀阔斧地改变了，我们还将继续精益求精，用更高的标准要求自己。"

手外康复科是一个年轻的科室。虽然病区很小，但涉及的相关检查区域很大、很多。在这里，认证官转遍了每个角落，病房、物理治疗室、库房、护士工作室、洗手间，甚至连楼梯下的旮旯和楼顶塔尖的每个角落都没落下。整洁的环境、规范的操作、医护患的协调配合、流利正确的问答、热情和美丽的笑容都令认证官非常满意。手外康复科的孙勇说："有人私下里帮我们稍微记录了一下，在1个多小时的检查中，认证官有10多次都竖起大拇指，不停地夸赞，在一旁陪同的护士长邹吉锋女士内心都笑开了花。"

院长杜天信感慨地说："JCI标准对于医院医疗质量与患者安全的管理，就像一个国家的宪法，非常细致具体，可操作性强。它要求医院的所有的管理政策都要求建立在这个标准之上，对所有的工作应该有书面的政策作为指引，完全从患者的利益和安全出发，为患者提供完善、统一、安全的医学服务。在通过JCI认证的医院里，很多细节都会有严格的制度规定。"

2008年4月，医院启动JCI认证，分别于2009年7月、2010年3月、7月进行了3次模拟认证。2010年12月13日，内森、埃伦、艾欧3位JCI认证官莅临洛阳正骨医院，分组对医院医疗药物、护理感染、设施安全、设施管理等方面，严格按照JCI医院认证第3版标准，采用循迹追踪法等检查方法，进行为期4天的检查工作。半个月后，喜讯传来，认证通过，这意味着洛阳正骨医院将成为名副其实的国际化医院。评审对医院员工来说是个暂时的结束，也是个崭新的开始。在这个过程中，全体员工更深刻地感受到了"践行大医精诚，构建和谐医院"的深刻意义。

JCI标准是全球权威医院品质评价体系，JCI评审的顺利通过，标志着洛阳正骨医院在实施国际化发展战略中，又迈出了坚实的一步，医院的管理水平又登上了一个新的台阶。

副院长李无阴介绍说，医院通过JCI认证后，外地患者数量较往年明显增多，尤其是医院的中医特色骨伤疗法吸引了大量的外籍患者。2013年，在23万余人次的门诊和急诊患者中，来自外地的患者比例在60%以上。

2010年10月，洛阳正骨医院医学检验中心成为河南省首家通过国际标准化组ISO15189现场评审的医学实验室，实现了医院与国际先进质量体系的接轨。

第二十五章　潮平两岸阔，风正一帆悬

2013 年 2 月，在古都洛阳，洛阳正骨医院又一个大手笔项目——河南省洛阳正骨医院医药科技产业园项目，在洛阳高新技术开发区落户。该项目总投资 4.95 亿元，计划用地 10 万平方米，分两期进行，4 年内完成全部建设。项目建成后，洛正制药厂、洛正医疗器械厂、省中医骨伤工程技术研究中心，以及洛阳正骨医院分院（门诊部）将整体搬迁至药科技产业园。项目达产后，将实现年产值 5.5 亿元，年利税 9750 万元。

河南省洛阳正骨医院医药科技产业园项目，将成为洛阳正骨医院打造河南骨健康产业的新亮点，为保障群众身体健康、服务经济社会发展做出新的更大的贡献。

在河南省会郑州，一座宏伟壮观的现代化的医院大楼拔地而起，它就是 2014 年 10 月开业的河南省洛阳正骨医院郑州医院（同时挂牌"河南省骨科医院"），郑州医院总投资 3.85 亿元，一期工程建筑面积为 6.7 万平方米。郑州医院的发展定位为"大专科、小综合"，设置了国家中医药管理局"十一五"重点专科颈肩腰腿痛科及风湿病科、脊柱外科、骨质疏松科等省市级重点专科 10 余个，膝关节、骨性关节炎的特色治疗方法也在该院开展，开放床位数 600 张，日门诊量 1200 人次。郑州医院大楼投入使用后，洛阳正骨医院总床位达到 2000 余张。

河南省洛阳正骨医院郑州医院的建立，是洛阳正骨医院充分发挥自身的品牌优势和技术优势，更好地传承创新平乐正骨特色技术，走出洛阳迈向全国的重要一步，是做大做强"洛阳正骨医院"走集团化发展的一个创举。郑州医院投入使用后，将会极大程度地缓解目前医院病床不足难题，方便全国骨伤患者看病就诊，为广大患者提供更高档次的医疗服务。

在深圳，平乐正骨第五代传人郭春园创办的深圳平乐骨伤科医院，2014 年 9 月 27 日，深圳平乐骨伤科医院迎来了三级甲等医院的挂牌，这是深圳市中医系统第 3 家通过三甲评审的医院，也是深圳市唯一一家三甲中医专科医院。平乐正骨在南中国深圳特区的沃土上再一次开花结果。

半个多世纪过去，弹指一挥间。如果说，200多年前郭祥泰创立的平乐正骨还只是一棵幼苗的话，那么今天的洛阳正骨医院俨然已长成一棵参天大树；如果说，当初高云峰创办的洛阳正骨医院还只是一叶小舟的话，那么，今天的洛阳正骨医院已成为一艘迎风破浪的巨轮。一部平乐正骨史，记录的不仅是一个家族变迁的命运，也从一个正骨世家的历尽沧桑，折射出了国家的命运，民族的命运，中医的命运。平乐正骨从降临开始，一代又一代的传承人用自己精湛的医术和无边的大爱，为无数患者看病疗伤，为中华博大精深的医学宝库添砖加瓦，为中医的发展壮大做出了不可磨灭的贡献。

可以让平乐正骨的祖先们骄傲的是，他们当年创建的益元堂、人和堂，早已发展成了今天的洛阳正骨医院、郑州骨科医院、深圳正骨医院……作为中医正骨的一大流派的平乐正骨，也已载入了中医正骨的辉煌史册。洛阳平乐正骨和深圳平乐正骨双双入选国家第一批国家非物质文化遗产扩展项目名录，就是最好的例证。

可以让平乐正骨的传人自豪的是，平乐正骨的传承从来没有像今天这样，桃李芬芳，誉满天下。平乐正骨的事业也从来没有像今天这样，兴旺发达，欣欣向荣。

可以让祖国和人民欣慰的是，平乐正骨已不单单是一个家族的私有财产和专利，它已经是中华医学的瑰宝，中医传统遗产的重要组成部分。

洛阳正骨医院院长杜天信说："'十二五'期间，医院又赶上了一个大好的发展时期。科学发展观的深入贯彻，为加快医院发展提供了理论保障；《国务院关于扶持和促进中医药事业发展的若干意见》的颁布实施，为医院发展提供了政策支持；广大人民群众对中医药的信任和需求，为医院发展提供了社会基础；医学模式和医学目的的转变，为医院发展提供了良好契机；全民医保体系的逐步完善，为医院发展提供了有力支持；国际医院质量管理体系的建立，为医院发展提供了广阔空间。"

新的机遇，新的挑战，新的起点。平乐正骨的传人还将继续为中医正骨事业，书写最新最美的文字，描绘最新最美的图画。

让平乐正骨造福人类，让平乐正骨后继有人，让平乐正骨兴旺发达，让平乐正骨走向世界，这是郭家历代正骨大师的夙愿，是一代宗师高云峰的夙愿，是"国医楷模"郭维淮的夙愿，是"中华骨魂"郭春园的夙愿，也是平乐正骨传人的永远追求。

"春风杨柳万千条，六亿神州尽舜尧。"

1958年7月1日，当毛泽东主席得知江西余江县消灭了危害人民健康的血吸虫病后，激动万分，夜不能寐，于是泼墨挥毫，创作了讴歌人民伟大胜利的壮丽诗篇《七律·送瘟神》。

　　笔者突发奇想，对平乐正骨寄予殷切希望的毛泽东主席，如果看到今天欣欣向荣的河南洛阳正骨医院，会不会也欣然提笔，抒发豪情，写下一首《七律·新平乐》呢？我想会的，一定会的！

　　二百多年源远流长，平乐正骨一脉相传，

　　喜逢盛世还看今朝，前程锦绣花繁叶茂。

　　历史还在延续，辉煌还将继续，传奇的故事还会发生，我们期待着！

附录一 平乐郭氏正骨族内主要传承人谱系表

平乐郭氏正骨第一代传承人（创始人）

代别	姓名	性别	出生年月	居住地
第一代	郭祥泰	男	不详	平乐村

平乐郭氏正骨第二代主要传承人谱系

代别	姓名	性别	出生年月	传承方式	居住地	传承族系
第二代	郭树楷	男	不详	子承	平乐村	郭祥泰之子
第二代	郭树信	男	不详	侄承	平乐村	郭祥泰侄子

平乐郭氏正骨第三代主要传承人谱系

代别	姓名	性别	出生年月	传承方式	居住地	传承族系
第三代	郭贯田（字寸耕）	男	不详	子承	平乐村	郭树信之子
第三代	郭鸣岗（字勇）	男	不详	子承	平乐村	郭树楷之子

平乐郭氏正骨第四代主要传承人谱系

代别	姓名	性别	出生年月	传承方式	居住地	传承族系
第四代	郭登三	男	不详	子承	平乐村	郭贯田长子
第四代	郭聘三（字礼尹）	男	不详	子承	平乐村	郭贯田次子
第四代	郭健三（字立堂）	男	不详	子承	平乐村	郭贯田三子
第四代	郭九三（又名寅三）	男	不详	子承	平乐村	郭贯田四子
第四代	郭金锡（字耀堂）	男	不详	侄承	平乐村	郭鸣岗之侄
第四代	郭金成（字义范）	男	不详	侄承	平乐村	郭鸣岗之侄

平乐郭氏正骨第五代主要传承人谱系

代别	姓名	性别	出生年月	传承方式	居住地	传承族系
第五代	郭景轩（字式南）	男	1889—1939	子承	平乐村	郭登三长子
第五代	郭景星（字灿若）	男	1895—1950	子承	平乐村	郭聘三之子
第五代	高云峰	女	1906—1976	师承	平乐村、洛阳	郭景星之妻
第五代	郭景韶（字春园）	男	1923—2005	子承	郑州、深圳	郭健三次子
第五代	郭景耀	男	不详	子承	平乐村	郭九三第三子
第五代	郭景象	男	不详	子承	平乐村	郭九三第四子

平乐郭氏正骨第六代主要传承人谱系

代别	姓名	性别	出生年月	传承方式	居住地	传承族系
第六代	郭耀先（字均甫）	男	1901—1977	师传	兰州	郭金锡徒弟
第六代	郭维纯（字宗正）	男	1913—2011	师承	洛阳	郭景仰之子
第六代	郭维黾	男	1914—1971	子承	武汉	郭景轩之子
第六代	郭继绪	男	1926—？	子承	西安	郭景耀次子
第六代	郭维新	男	1928—2011	师承	三门峡	郭景茂之子
第六代	郭维淮	男	1929—2016	子承	洛阳	郭灿若长子
第六代	谢雅静	女	1930—2005	师承	洛阳	郭维淮之妻
第六代	郭玉凤	女	1941—	子承	深圳	郭春园长女
第六代	郭秋芬	女	1943—	子承	三门峡	郭灿若之女
第六代	郭玉龙	女	1945—	子承	洛阳、深圳	郭春园次女
第六代	郭维笃	男	1946—	子承	深圳、海口	郭春园之子
第六代	郭维玉	男	1955—	子承	深圳	郭春园之子

平乐郭氏正骨第七代主要传承人谱系

代别	姓名	性别	出生年月	传承方式	居住地	传承族系
第七代	郭汉章	男	1916—2002	侄承	西安	郭均甫之侄
第七代	郭焕章	男	1927—	侄承	西宁	郭均甫之侄
第七代	郭宪章	男	1933—	子承	兰州	郭均甫长子
第七代	郭允章	男	1943—	子承	深圳	郭均甫幼子
第七代	郭艳丝	女	1948—1994	子承	洛阳	郭维淮长女
第七代	郭艳锦	女	1949—	子承	洛阳	郭维淮次女
第七代	郭艳颖	女	1957—	子承	洛阳	郭维淮五女
第七代	赵庆安	男	1958—	子承	洛阳	郭维淮六女婿
第七代	郭艳幸	女	1959—	子承	洛阳	郭维淮六女

平乐郭氏正骨第八代主要传承人谱系

代别	姓名	性别	传承方式	工作单位	传承族系
第八代	郭珈宜	女	子承	河南省洛阳正骨医院主任医师	郭艳丝长女
第八代	张琳	女	子承	新西兰奥克兰大学博士后研究员	郭艳丝幼女
第八代	崔宏勋	男	子承	河南省洛阳正骨医院主任医师	郭艳锦女婿
第八代	郭马珑	女	子承	河南省洛阳正骨医院主任医师	郭艳锦之女
第八代	郭芃沅	女	子承	洛阳平乐正骨正元堂副主任医师	郭志中长女

中华人民共和国成立后，在洛阳正骨医院之外，还有许多平乐郭氏正骨子弟从事祖传骨伤事业，如第六代传人郭竹（郭景象之女）、郭维安（郭景仰之子）及其子郭志成，郭维甫（郭景星之子）及其子郭炎鹏；第七代传人郭志明及其子郭振宇，郭志忠（郭维纯之子）及其子女郭团团、郭宏涛、郭宏霄，还有郭志贤、郭艳娟、郭志东、郭志豪、郭志敦（郭维新子女和侄子）、陈戍国（郭玉凤之子）、董秀珍（郭秋芬儿媳）等，都在各自的工作岗位上默默地工作，传播祖传医术，为弘扬平乐郭氏正骨医术做出了重要贡献。

附录二 平乐郭氏正骨族外传承谱系

中华人民共和国成立以来，在党的中医政策的感召下，以及政府的大力支持下，平乐郭氏正骨传承人打破族内家传之陈规，通过师承教育、举办培训班、创建平乐正骨学院、举办全国进修班，以及从专科到博士教育等方式，培养了一大批平乐郭氏正骨的族外传承人，他们分布在祖国各地以及海内外，为平乐正骨的继承创新和发展弘扬做出了巨大贡献。由于族外传承人数众多，又分布在世界各地，因多方面原因，未能做出详实统计，留待后续补充，特此说明。